GUIA DE SEGURANÇA ALIMENTAR E NUTRICIONAL

GUIA DE SEGURANÇA ALIMENTAR E NUTRICIONAL

Ana Maria Cervato-Mancuso
Docente da Faculdade de Saúde Pública da Universidade de São Paulo

Elaine Gomes Fiore
Coordenadora da pós-graduação em Vigilância Sanitária da Universidade de Guarulhos

Solange Cavalcante da Silva Redolfi
Educadora ambiental da Prefeitura do Município de São Paulo e da Secretaria Municipal de Verde e do Meio Ambiente

Copyright © Editora Manole Ltda., 2015,
por meio de contrato com as autoras.

Editor gestor: Walter Luiz Coutinho
Editora responsável: Ana Maria da Silva Hosaka
Produção editorial: Marília Courbassier Paris, Rodrigo de
Oliveira Silva, Amanda Fabbro
Editora de arte: Deborah Sayuri Takaishi
Projeto gráfico e diagramação: Acqua Estúdio Gráfico
Capa: Sylvia Mielnik

Dados Internacionais de Catalogação na Publicação (CIP)
(Câmara Brasileira do Livro, SP, Brasil)

Cervato-Mancuso, Ana Maria
Guia de segurança alimentar e nutricional /
Ana Maria Cervato-Mancuso, Elaine Gomes Fiore, Solange
Cavalcante da Silva Redolfi. -- Barueri, SP: Manole, 2015.

Bibliografia.
ISBN 978-85-204-4138-1

1. Educação alimentar e nutricional - Brasil
2. Segurança Alimentar e Nutricional, SAN - Brasil
3. Segurança Alimentar e Nutricional, SAN -
Manuais, guias etc I. Fiore, Elaine Gomes.
II. Redolfi, Solange Cavalcante da Silva. III. Título.

15-02875	CDD-363.8560981

Índices para catálogo sistemático:
1. Brasil : Segurança alimentar e nutricional : Ação governamental:
Bem-estar social 363.8560981

Todos os direitos reservados.
Nenhuma parte deste livro poderá ser reproduzida,
por qualquer processo, sem a permissão expressa
dos editores. É proibida a reprodução por xerox.

1ª edição – 2015

Editora Manole Ltda.
Av. Ceci, 672 – Tamboré
06460-120 – Barueri – SP – Brasil
Tel.: (11) 4196-6000 – Fax: (11) 4196-6021
www.manole.com.br
info@manole.com.br

Impresso no Brasil
Printed in Brazil

AGRADECIMENTOS

Aos amigos e parceiros aspirantes à temática de segurança alimentar e nutricional que se reconhecerão em várias páginas deste livro por sua contribuição no processo de pesquisa, na construção dos conceitos e na disseminação da experiência.

Ao setor público, em especial à Secretaria do Verde e Meio Ambiente, à Subprefeitura do Butantã e ao Centro de Referência de Assistência Social da Secretaria Municipal de Assistência e Desenvolvimento Social do município de São Paulo, pela acolhida das diferentes atividades propostas, permitindo a viabilidade de trabalhos intersetoriais.

À sociedade civil, em especial ao Instituto Pólis e às Organizações de Moradores que conquistaram o espaço físico e deram visibilidade ao seu trabalho, tornando-se protagonistas da história da segurança alimentar e nutricional no município de São Paulo.

Às universidades, especialmente à Faculdade de Saúde Pública (FSP) e à Incubadora Tecnológica de Cooperativas Populares (ITCP), ambas da Universidade de São Paulo, e às Faculdades Integradas de São Paulo (Fisp) que acreditaram no trabalho, apoiando as atividades de pesquisa, ensino e extensão universitária.

Aos alunos e professores visitantes que participaram e estimularam o aprimoramento das atividades.

Aos parceiros do processo de construção dos diferentes conceitos aqui apresentados que contribuíram com suas falas, percepções e sensações. Dentre tantos, destacamos: Alessandra Pinheiro (Associação Assistencial Comunidade Jardim Jaqueline); Ana Carmo Souza (Supervisões de Assistência Social – Subprefeitura do Butantã); Ana Cristina Barros (Asajo); Andréa M. Silva (Fisp); Bernadete Pereira (coordenadora de educação do Butantã); Candido Souza (*in memoriam*) (Comunidade do Jardim Jaqueline); Cilene Custódio (EE/USP); Daniela Pereira (FSP/USP); Daniela Tucilo (Fisp); Guilherme Malteze (arte educador); Janaína de Oliveira (Casa da Criança e do Adolescente Betinho); Liliam S. Faria (EE/USP); Marcela Barros de Souza (Asajo); Maria J. Machado (*in memoriam*) (Associação Amigos Parque Raposo Tavares); Mariana Marques (Instituto Polis); Mariana Romão (Instituto Polis); Nerice Barizon (CEA-Previdência); Patrícia Basso (Fisp); Regina Helena Pontin (UBS - Jd. Jaqueline); Samuel Assis (Casa da Criança e do Adolescente Betinho); Sebastião Camargo (Comunidade do Jd. Jaqueline); Severina Oliveira (Pastoral da Criança); Sidney Ferrer (FFLCH/USP); Simone Kimie Oku (FSP/USP); Taís Leme (EE/USP); Vanessa Naomi (EE/USP); Viviane de Moraes Xavier (FSP/USP); Viviane Laudelino Vieira (FSP/USP).

Agradecimento especial a Christiane Costa (Instituto Polis - Instituto de Estudos, Formação e Assessoria em Políticas Sociais) e Lílian L. Rossi (SAS-Subprefeitura do Butantã), idealizadoras do projeto de criação do Centro de Referência em Segurança Alimentar e Nutricional Sustentável do Butantã. À Amábela de Avelar Cordeiro (Faculdades Integradas São Paulo – Fisp), por ter levado o ensino, a pesquisa e a extensão universitária a este projeto.

À querida Renata Pisani que ajudou a transformar e organizar nossa ideias, anotações e relatórios em um conjunto sistematizado de informações.

SUMÁRIO

Prefácio, IX
Apresentação, XI
Introdução, XV
Abreviaturas e siglas, XIX

PARTE 1 – CONCEITOS BÁSICOS, 1

Capítulo 1 | Segurança alimentar e nutricional, 3
Capítulo 2 | Participação e controle social, 24
Capítulo 3 | Educação e Educação Alimentar e Nutricional, 39

PARTE 2 – ESTUDO DE CONCEPÇÃO, 57

Capítulo 4 | Situação de segurança alimentar e nutricional, 59
Capítulo 5 | Tomada de decisões, 77

PARTE 3 – FORMULAÇÃO DO PROJETO, 85

Capítulo 6 | Formulação de objetivos, 87
Capítulo 7 | Elaboração do plano de trabalho, 94
Capítulo 8 | Organização do trabalho de campo, 107

PARTE 4 – AVALIAÇÃO, 115

Capítulo 9 | Avaliação de projetos de segurança alimentar e nutricional em comunidades, 117
Capítulo 10 | Apresentação dos resultados, 126

Posfácio, 133
Referências, 135
Glossário, 147
Anexos, 157
Índice remissivo, 185
Sobre as autoras, 187

PREFÁCIO

No momento em que o país avança na construção do Sistema de Segurança Alimentar e Nutricional (Sisan), a execução de ações públicas intersetoriais, combinada com a criação de programas de formação, constitui um dos grandes desafios da atualidade.

A abordagem da segurança alimentar e nutricional vem sendo construída no Brasil sob o princípio do direito humano à alimentação e da soberania alimentar, tendo a intersetorialidade e a participação social como estratégias fundamentais para a implantação de ações e programas.

O *Guia de segurança alimentar e nutricional*, elaborado a partir do material educativo do projeto de pesquisa "Educação Nutricional para Comunidade Urbana e Periurbana: modelos praticados e avaliação de estratégia", é resultado de um processo participativo que seguiu por essa trilha.

Perseguindo esses princípios e estratégias na execução da pesquisa, alunos, professores, gestores e comunidade puderam entrelaçar conhecimentos e resgatar valores em uma postura de abertura ao "mundo do outro", obtendo como resultado uma construção compartilhada de conhecimentos em torno do alimento e dos processos associados à alimentação.

Há consenso entre as instituições de promoção da educação em nutrição de que apenas a transmissão de informações e normas não são suficientes para uma formação que permita uma visão abrangente da questão alimentar, na ótica da segurança alimentar e nutricional, ainda pouco explorada no Brasil.

O direito de se informar e de se educar, exercido por todos os segmentos participantes do processo, favoreceu a aquisição de uma visão orgânica e bastante abrangente da realidade local.

É o que se observa em cada módulo, em cada proposta de atividade deste Guia: a preocupação em referenciar o conhecimento na realidade local e na participação social, principalmente a partir das experiências já existentes na comunidade.

Tratar da segurança alimentar e nutricional, vale dizer, significa inter-relacionar temas, políticas e uma rede de atores sociais impulsionando a aquisição de uma abordagem integradora em todos os seus componentes: da produção, comercialização até o consumo.

Ao considerar os determinantes sociais, culturais e ambientais, associa-se à construção de matrizes integradas de conhecimento, que levam em conta a complexidade e a interdisciplinaridade como elemento constitutivo de um novo pensar sobre as relações entre sociedade e natureza, permitindo um maior conhecimento sobre o que e como estamos nos alimentando.

Esperamos que este *Guia de Segurança Alimentar e Nutricional* possa servir de estímulo ao desenvolvimento de outros processos educativos que venham a favorecer a conquista/aprendizagem de uma visão cidadã da alimentação.

CHRISTIANE COSTA
Graduada em Licenciatura em Ciências Sociais pela Universidade de São Paulo (USP). Doutoranda e Mestre em Saúde Pública pela USP. Coordenadora da área de Segurança Alimentar e Nutricional do Instituto Polis. Membro da coordenação-executiva do Fórum Brasileiro de Soberania e Segurança Alimentar e Nutricional (FBSSAN) e do Conselho Nacional de Segurança Alimentar e Nutricional (Consea).

APRESENTAÇÃO

A Segurança Alimentar e Nutricional (SAN) é um tema que vem obtendo espaço de destaque no debate nacional nos últimos dez anos. Várias iniciativas, governamentais e não governamentais, vêm sendo colocadas em prática com o objetivo de promover a garantia do direito humano à alimentação e da soberania alimentar dos brasileiros. Essas iniciativas vêm obtendo resultados que contribuíram para que o país deixasse de participar, em 2014, do mapa da fome da Organização das Nações Unidas. Fato inédito que orgulha a todos os que estudam e militam nessa área. Porém, a sociedade brasileira ainda não está livre de situações que vulnerabilizam seus cidadãos, colocando-os em situação de insegurança alimentar e nutricional.

A participação popular no diagnóstico dos problemas relacionados à SAN, que ainda persistem na sociedade brasileira, é considerada fundamental para que estes possam ser superados. Sendo assim, devem ser priorizadas ações educativas que promovam o desenvolvimento do senso crítico sobre a temática da SAN e de estratégias para o enfrentamento das situações que se colocam no cotidiano.

Nesse contexto, o presente documento oferece ao leitor um guia para elaboração, acompanhamento e avaliação de ações educativas com enfoque na segurança alimentar e nutricional.

Como a elaboração do documento se deu no âmbito de um projeto de pesquisa ("Educação Alimentar e Nutricional em Segurança Nutricional para Comunidade Urbana e Periurbana: modelos praticados e avaliação de estratégia", financiado pelo CNPq), que envolveu o desenvolvimento de ações educativas em uma comunidade em vulnerabilidade social, seu conteúdo abrange mais do que conceitos teóricos, mas expressa as experiências vivenciadas no contexto em que foi desenvolvida a pesquisa. Esse fato confere ao documento uma relevância especial, por oferecer ao leitor conhecimentos técnicos impregnados de percepções e de sentidos e pelos significados construídos ao longo do processo por todos os que participaram das atividades aqui relatadas.

Este guia pretende ser um instrumento que auxiliará os leitores a desenvolverem atividades educativas focalizadas especialmente em comunidades com vulnerabilidade social, porém não se restringe a esse ambiente/território, podendo ser aplicado em outras situações e contextos em que se deseja desenvolver ações com os mesmos objetivos de forma participativa. E essa é outra importante característica deste material, a abordagem educativa segundo o modelo crítico de educação.

Na Introdução os organizadores apresentam o contexto em que o conteúdo do guia foi elaborado e apresentam ao leitor a organização dos 10 capítulos que o compõem. Cada capítulo apresenta conceitos específicos em forma de perguntas que estabelecem uma comunicação pluridirecional que instiga a leitura do texto. Ao final, são apresentadas sugestões de atividades educativas que oferecem relatos sobre as estratégias experimentadas com a comunidade-alvo da pesquisa que deu origem ao trabalho.

Na Parte 1 são trabalhados os conceitos de segurança alimentar e nutricional, de participação e controle social e de educação e educação alimentar e nutricional.

Na Parte 2 são abordadas as ações que fundamentam o planejamento educativo e que devem ter início com a investigação dos problemas presentes na comunidade e dos fatores e aspectos determinantes de tal situação. Além disso, são abordados os caminhos para se estabelecer as prioridades e definir os projetos com viabilidade de obtenção dos melhores resultados, ou seja, para estabelecer os elementos que contribuem para a tomada de decisão.

A Parte 3 trata da formulação do projeto, desde o estabelecimento de seus objetivos até a organização do plano de trabalho de campo. A valorização da participação da comunidade em todas as etapas apresentadas é ressaltada e considerada como fundamental para o sucesso da atividade.

Na Parte 4 são trabalhados os conteúdos referentes à avaliação de resultados do projeto.

Em seguida serão apresentadas as definições dos conceitos utilizados no texto por meio de um glossário. Dessa forma, o guia oferece ao leitor que não estiver familiarizado com a temática apresentada uma forma rápida de conhecer os conceitos sem que seja preciso recorrer a outras referências bibliográficas.

Os anexos apresentam os principais marcos regulatórios sobre a temática da segurança alimentar e nutricional no Brasil e são fontes de informações importantes para aqueles que estão iniciando o trabalho nesta área.

O conteúdo aqui apresentado oferece uma importante contribuição para o desenvolvimento de projetos educativos focalizados na temática da segurança alimentar e nutricional e está perfeitamente alinhado com os princípios do Marco de Referência de Educação Alimentar e Nutricional para Políticas Públicas, documento produzido em 2012 por uma iniciativa do Ministério do Desenvolvimento Social e Combate à Fome e de representantes de diversos segmentos sociais da área alimentícia e nutricional do país.

O Guia de segurança alimentar e nutricional oferece uma excelente oportunidade de aprendizado sobre como abordar a temática da SAN de forma participativa. Sucesso àqueles que o utilizarem com este propósito!

AMÁBELA DE AVELAR CORDEIRO

Nutricionista, doutora e mestre em Nutrição Humana Aplicada pela Universidade de São Paulo (USP) e especialista em Educação em Saúde pela Universidade Federal do Rio de Janeiro (UFRJ).

INTRODUÇÃO

Para contribuir com a solução dos problemas alimentares e nutricionais em comunidades em situação de vulnerabilidade é importante detectar e compreender esses problemas. O conhecimento e a análise aprofundada das causas que determinam essa situação devem orientar a busca de soluções adequadas, que definirão o desenho dos programas e projetos a partir dos recursos existentes. A participação ativa da comunidade deverá, necessariamente, ser considerada na formulação, execução e avaliação de programas e projetos de educação nutricional em segurança alimentar e nutricional local.

Este livro se destina ao pessoal de instituições públicas, privadas e organizações que trabalham diretamente em comunidades urbanas e periurbanas situadas em regiões de alta vulnerabilidade social. Provavelmente, as pessoas envolvidas neste trabalho já percebem a importância de abordar os diferentes problemas com um enfoque mais integral e estão conscientes da necessidade de planejar adequadamente suas atividades a fim de aproveitar ao máximo a utilização dos recursos, sempre escassos nos países em desenvolvimento.

O conteúdo desta obra proporciona aos interessados no planejamento de assistência em Segurança Alimentar e Nutricional (SAN), os elementos necessários para desenvolver um processo de planejamento de ações educativas ao mesmo tempo em que fornece elementos para garantir a sustentabilidade social, cultural e ambiental desses grupos populacionais.

Foi elaborado a partir do Guia da Food and Agriculture Organization of the United Nations (FAO, 2000) e adaptado durante a realização da pesquisa "Educação alimentar e nutricional em segurança nutricional para a comunidade urbana e periurbana: modelos praticados e avaliação de estratégia" que tinha como objetivo colaborar na formulação e no desenvolvimento de políticas de segurança alimentar e nutricional em âmbito local, de regiões urbanas e periurbanas, realizada entre 2003 e 2006.

Posteriormente, alguns profissionais envolvidos retomaram a obra com base no desenvolvimento da referida pesquisa e também na experiência do trabalho em comunidades, dando sequência ao estudo que se concretiza neste livro.

Os resultados da implantação do Centro de Referência em Segurança Alimentar e Nutricional Sustentável do Butantã (CRSANS-BT) fomentaram uma rede intersetorial e forneceram elementos para ações mais efetivas de Promoção do Direito Humano à Alimentação Adequada (DHAA). Nesse sentido, os autores consideraram importante compartilhar o conhecimento e a experiência adquiridos, o que poderá contribuir para a implantação de outros centros de referência ou outros espaços participativos.

O objetivo é sistematizar atividades para formular, executar e avaliar seus próprios projetos educativos, partindo do diagnóstico da situação existente e permitindo, com a participação ativa da comunidade, priorizar os problemas possíveis de serem solucionados, em um determinado tempo, com os recursos humanos e materiais disponíveis, dentro ou fora da comunidade.

Os conceitos tratados visam contribuir para a identificação das prioridades, sob o ponto de vista da segurança alimentar e nutricional, com a utilização de uma linguagem comum ao pessoal dos vários setores envolvidos com essa temática e seus diferentes eixos. Além disso, visa facilitar o processo de comunicação entre a população e os técnicos, seja da parte dos governos ou de outras instituições.

Como o objetivo final é a implantação de projetos, a metodologia proposta para o processo de planejamento se baseia em "aprender fazendo", tendo como foco a solução dos problemas detectados.

A organização e a forma de apresentação dos conteúdos mantêm o enfoque participativo e focaliza sempre que o processo educativo deve ser centrado no que se aprende e não no que se ensina.

É muito provável que a maioria dos interessados no processo de capacitação já tenha lido algo sobre educação participativa. É também possível que já tenha tido a oportunidade de participar de algumas experiências onde foram aplicadas as técnicas próprias desse tipo de educação que possam servir de modelo em suas próprias atividades educativas junto à comunidade.

Este guia é formado por 10 capítulos, organizados da seguinte maneira:

A página introdutória de cada capítulo, contendo:
- O título do capítulo.
- Os objetivos que se espera alcançar no final do aprendizado do tema abordado.
- Uma síntese do conteúdo a ser apresentado.

O desenvolvimento do capítulo compreende:
- Sugestões de perguntas para os participantes.
- Respostas às perguntas.
- Sugestões de atividades práticas (nos capítulos conceituais).

Os Anexos contêm:
- Emenda Constitucional n. 64, 2010.
- Lei n. 11.346, 2006.
- Decreto n. 7.272, 2010.
- Lei n. 15.920, 2013.
- Decreto n. 51.359, 2010.

A apresentação de cada capítulo, em formato de perguntas, pretende destacar os aspectos essenciais para a troca de experiência entre os participantes. Ao mesmo tempo, direciona o leitor para selecionar determinados aspectos.

Agradecemos a colaboração do usuário deste material didático no sentido de (dentro da lei que protege o direito autoral e a propriedade intelectual) evitar a cópia ou distribuição desse conteúdo sem o nosso consentimento expresso ou seu uso sem mencionar a fonte.

Esperando contribuir com aqueles que necessitam aprofundar seus conhecimentos sobre o tema e ter a oportunidade de aprimorar este guia, agradecemos as sugestões para qualquer correção ou mau entendimento que tenha ocorrido durante a relação e/ou edição.

ANA MARIA CERVATO-MANCUSO
ELAINE GOMES FIORE
SOLANGE CAVALCANTE DA SILVA REDOLFI

ABREVIATURAS E SIGLAS

Abrasco - Associação Brasileira de Pós-Graduação em Saúde Coletiva

Abrandh - Ação Brasileira pela Nutrição e Direitos Humanos

Anvisa - Agência Nacional de Vigilância Sanitária

Asbran - Associação Brasileira de Nutrição

CAE - Conselho de Alimentação Escolar

Caisan - Câmara Interministerial de Segurança Alimentar e Nutricional

Capes - Fundação Coordenação de Aperfeiçoamento de Pessoal de Nível Superior

CDDPH - Conselho de Defesa dos Direitos da Pessoa Humana

CFN - Conselho Federal de Nutricionistas

CGAN - Coordenação Geral de Alimentação e Nutrição

CNA - Confederação Nacional de Agricultura

CNSAN - Conferência Nacional de Segurança Alimentar e Nutricional

Comusan - Conselho Municipal de Segurança Alimentar do Município de São Paulo

Conab - Companhia Nacional de Abastecimento

Consea - Conselho Nacional de Segurança Alimentar e Nutricional

CRSAN - Centro de Referência em Segurança Alimentar e Nutricional

CRSANS - Centro de Referência em Segurança Alimentar e Nutricional Sustentável

DANT - Doenças e Agravos Não Transmissíveis

DCNT - Doença Crônica Não Transmissível

DHAA - Direito Humano à Alimentação Adequada

DHESC - Direitos Humanos Econômicos, Sociais e Culturais
Ebia - Escala Brasileira de Insegurança Alimentar e Nutricional
EAN - Educação Alimentar e Nutricional
Endef - Estudo Nacional da Despesa Familiar
FAO - Food and Agriculture Organization / Organização das Nações Unidas para a Alimentação e a Agricultura
FBSAN - Fórum Brasileiro de Segurança Alimentar e Nutricional
IBGE - Instituto Brasileiro de Geografia e Estatística
InSAN – Insegurança Alimentar e Nutricional
Inan - Instituto Nacional de Alimentação e Nutrição
Losan - Lei Orgânica de Segurança Alimentar e Nutricional
ONG - Organização não governamental
ONU - Organização das Nações Unidas
Opas - Organização Pan-Americana de Saúde
PAA - Programa de Aquisição de Alimentos
PAT - Programa de Alimentação do Trabalhador
Pnad - Pesquisa Nacional de Amostragem Domiciliar
Pnae - Programa Nacional de Alimentação Escolar
Pnan - Política Nacional de Alimentação e Nutrição
Pnapo - Política Nacional de Agroecologia e Produção Orgânica
PNSA - Política Nacional de Segurança Alimentar
PNSAN - Política Nacional de Segurança Alimentar e Nutricional
PNSN - Pesquisa Nacional sobre Saúde e Nutrição
PNUD - Programa das Nações Unidas para o Desenvolvimento
POF - Pesquisa de Orçamento Familiar
Pronaf - Programa Nacional de Fortalecimento da Agricultura Familiar
Pronan - Programa Nacional de Alimentação e Nutrição
SA - Soberania Alimentar
SAN - Segurança Alimentar e Nutricional
Sesan - Secretaria Nacional de Segurança Alimentar e Nutricional
Sisan - Sistema Nacional de Segurança Alimentar e Nutricional
Sisvan - Sistema Nacional de Vigilância Alimentar e Nutricional
SUS - Sistema Único de Saúde
UBS - Unidade Básica de Saúde
UAN - Unidades de Alimentação e Nutrição

PARTE 1
CONCEITOS BÁSICOS

A elaboração de projetos tem como fase preliminar a definição de um tema que seja de interesse comum ao grupo que irá desenvolver o projeto. Em um mundo com tantas informações disponíveis, é fundamental a consolidação de determinados conceitos entre os participantes para facilitar a definição do problema, dos objetivos e das atividades a serem realizadas. Assim, este primeiro capítulo apresenta aspectos conceituais relacionados à segurança alimentar e nutricional, à participação popular e controle social e à educação alimentar e nutricional.

CAPÍTULO 1

SEGURANÇA ALIMENTAR E NUTRICIONAL

OBJETIVOS

Ao término deste capítulo, você estará apto a:

- Conhecer e compreender os conceitos de segurança alimentar e nutricional (SAN), direito humano à alimentação adequada e soberania alimentar.
- Relacionar os conceitos de SAN e de direito humano à alimentação adequada.
- Identificar itens, ações e políticas que compõem os diferentes eixos da SAN.

SÍNTESE

O conceito de SAN é amplo, está contemplado em diferentes políticas públicas e historicamente é vinculado ao direito humano à alimentação adequada. Essa é uma temática com caráter intersetorial que agrega diferentes elementos conceituais, setores e segmentos públicos e a sociedade civil.

O que é Segurança Alimentar e Nutricional (SAN)?

"Segurança Alimentar e Nutricional (SAN) é a realização do direito de todos ao acesso regular e permanente a alimentos de qualidade, em quantidade suficiente, sem comprometer o acesso a outras necessidades essenciais, tendo como base práticas alimentares promotoras de saúde, que respeitem a diversidade cultural e que sejam social, econômica e ambientalmente sustentáveis". (Art. 3°, Brasil, 2006)

Esse conceito surgiu de um encontro do Fórum Brasileiro de Soberania e Segurança Alimentar e Nutricional, em 2003, sendo aprovado, posteriormente, na II Conferência Nacional de Segurança Alimentar e Nutricional realizada em Olinda (PE), em março de 2004, com contribuições aportadas pelos movimentos sociais e pelos governos ao longo do processo desde os anos 1980, que resultou na Lei Orgânica – Losan (Lei n. 11.346, de 15 de setembro de 2006), regulamentada em 2010, por meio do Decreto Presidencial n. 7.272.

O que significa Direito Humano à Alimentação Adequada (DHAA)?

Significa que as pessoas, pelo simples fato de terem nascido, possuem direitos que são inerentes à vida. Um desses direitos é a alimentação adequada, que corresponde a uma alimentação capaz de atender as necessidades sociais do indivíduo considerando a quantidade, a qualidade, a diversidade e a segurança microbiológica e tecnológica dos alimentos a serem consumidos.

A alimentação adequada é direito fundamental do ser humano, inerente à dignidade da pessoa humana e indispensável à realização dos direitos consagrados na Constituição Federal, devendo o poder público adotar as políticas e ações que se façam necessárias para promover e garantir a segurança alimentar e nutricional da população. (Brasil, art. 2º, 2006)

A população pode decidir sobre os alimentos que serão produzidos?

Essa questão diz respeito ao conceito de soberania alimentar que vem sendo discutido como o direito dos povos de decidir seu próprio sistema alimentar e produtivo, pautado em alimentos saudáveis e culturalmente adequados, produzidos de forma sustentável e ecológica, o que coloca aqueles que produzem, distribuem e consomem alimentos no coração dos sistemas e políticas alimentares acima das exigências dos mercados e das empresas, além de defender os interesses e incluir as futuras gerações.

Apesar desse conceito estar presente na Declaração Final do Fórum Mundial de Soberania Alimentar, a sua concretização ainda precisa ser construída.

O conceito de SAN está vinculado ao direito humano e à cidadania?

Analisando o conceito de SAN que é "a realização do direito de todos ao acesso regular e permanente a alimentos de qualidade..." e o conceito de DHAA que inclui "a alimentação adequada como direito fundamental do ser humano...", é possível afirmar que SAN e DHAA estão vinculados à cidadania pois:

- SAN deve ser entendida como direito humano básico (art. I – Direitos Humanos, 1948): "Todas as pessoas nascem livres e iguais em dignidade e direitos. São dotadas de razão e consciência e devem agir, em relação umas às outras, com espírito de fraternidade".
- Compete ao Estado a promoção e a proteção ao acesso a alimentos.
- Este direito deve ser garantido por meio das políticas públicas que podem ser entendidas, de maneira mais simples, como políticas de diferentes esferas do governo: federal, estadual ou municipal, voltados à concretização destes direitos.
- Tomando como base que as políticas públicas são financiadas com recursos públicos, é importante que a sociedade civil participe da elaboração, implementação e controle social no tocante ao tema de SAN.
- Outros setores da sociedade poderão agir na questão de SAN.

O conceito de SAN é amplo. Quais elementos estão presentes?

Dois elementos precisam ser considerados: a dimensão alimentar e a dimensão nutricional.

A *dimensão alimentar* refere-se à questão da produção e da disponibilidade de alimentos, que deve ser:

- Suficiente e adequada para atender à demanda da população em termos de quantidade e de qualidade.
- Estável e continuada para garantir a oferta permanente, neutralizando as flutuações sazonais. Autônoma para que se alcance a autossuficiência nacional nos alimentos básicos.
- Equitativa para garantir o acesso universal às necessidades nutricionais adequadas, para manter ou recuperar a saúde nas etapas do curso da vida e nos diferentes grupos da população.
- Sustentável do ponto de vista agroecológico, social, econômico e cultural com vistas a assegurar a SAN das próximas gerações.

A *dimensão nutricional* incorpora as relações entre o ser humano e o alimento, implicando:

- Disponibilidade de alimentos saudáveis.
- Preparo dos alimentos com técnicas que preservem o seu valor nutricional e sanitário.
- Consumo alimentar adequado e saudável para cada fase do ciclo da vida.
- Condições de promoção da saúde, de higiene e de uma vida saudável para melhorar e garantir a adequada utilização biológica dos alimentos consumidos.
- Condições de promoção dos cuidados com a própria saúde, a da família e a da comunidade.
- Direito à saúde com acesso aos serviços de saúde garantidos de forma oportuna e com resolutividade das ações prestadas.
- Prevenção e controle dos determinantes que interferem na saúde e nutrição como as condições psicossociais, econômicas, culturais e ambientais.
- Boas oportunidades para o desenvolvimento pessoal e social no local em que vive e trabalha.

É possível destacar itens importantes relativos à SAN de acordo com os elementos conceituais?

Com base no atual conceito de SAN, destacamos os seguintes itens:

- *Produção e sustentabilidade*
  O Brasil, apesar de ser um dos maiores produtores de alimentos (como, por exemplo, frutas, café, hortaliças, palmito e soja) no mundo, privilegia a exportação e os grandes produtores em vez de dar preferência ao abastecimento local e regional e à garantia do direito humano à alimentação adequada. Além disso, muitas vezes, a produção privilegia o momento, sem se preocupar com as gerações futuras, não levando em conta o modelo de produção de alimentos, nem sempre condizente com as boas práticas agrícolas.

- *Acesso*
  É reconhecido que a pobreza, ao limitar a capacidade de compra ou de produção de alimentos, é o condicionante mais importante de acesso aos alimentos. Para ilustrar essa questão, pode ser citada a pesquisa realizada no Brasil (Pesquisa Nacional por Amostra de Domicílios – PNAD, 2013), na qual foi verificado que 22,6% dos domicílios brasileiros (14,7 milhões de domicílios) apresentavam alguma restrição alimentar ou ao menos a preocupação com a possibilidade de haver restrição de recursos para a obtenção dos alimentos, o que caracteriza insegurança alimentar. Nesse contexto, é importante citar o Programa de Aquisição de Alimentos (PAA), instituído em 2003 e regulamentado em 2006, que tem como proposta garantir o acesso aos alimentos para as populações que apresentam insegurança alimentar, mediante o incentivo à produção e à comercialização dos agricultores familiares. O PAA permite a venda de alimentos por agricultores familiares, com dispensa de licitação, e os destina a pessoas em situação de insegurança alimentar e nutricional, atendidas por programas sociais locais. Os agricultores familiares recebem apoio financeiro mediante o Programa Nacional de Fortalecimento da Agricultura Familiar (Pronaf), desde que se adequem às condições impostas.
  Além do acesso econômico, o acesso físico ao alimento também merece destaque. Regiões com produção insuficiente também dificultam a realização do DHAA.

- *Aspecto nutricional*
  O Brasil vem assistindo a um processo de transição nutricional e epidemiológica, no qual o padrão alimentar e o estilo de vida vêm se modificando, trazendo como consequência o aumento das Doenças e Agravos Não Transmissíveis (DANT). Nesse contexto, na Pesquisa de Orçamentos Familiares realizada entre 2008 e 2009, constatou-se que 50,1% dos homens e 48% das mulheres apresentavam excesso de peso. Apesar disso, ainda são verificados no Brasil agravos resultantes de carências nutricionais, como anemia ferropriva e deficiência de vitamina A. Além disso, o beribéri, doença causada pela falta de vitamina B1, recrudesceu após 80 anos. Para deter o crescimento desse quadro epidemiológico, o enfoque primeiro deve ser o da promoção da saúde, incluindo políticas públicas que facilitem o acesso ao consumo dos alimentos adequados e a educação do cidadão, no sentido de torná-lo autônomo e consciente nas escolhas alimentares.

- *Aspecto sanitário*
  O modo de produção agrícola pode trazer riscos à saúde da população nos aspectos higiênicos e sanitários, como, por exemplo, a irrigação com água contaminada. Como consequência, o controle da qualidade dos alimentos disponíveis para o consumo é de extrema importância para a garantia da promoção da saúde da população, no tocante à redução e ou eliminação de microrganismos causadores de doenças. Nesse sentido, existe legislação específica no âmbito federal, no âmbito estadual e, em alguns locais, no âmbito municipal, para nortear as boas práticas agrícolas e a manipulação adequada dos alimentos nos pontos de preparo, distribuição e comercialização de alimentos.

- *Aspecto tecnológico*
  As inovações tecnológicas podem contribuir para aumentar a quantidade e o valor nutricional dos alimentos produzidos no país, mas podem, também, ser responsáveis pelo aparecimento de doenças crônicas não transmissíveis (DCNT). Muitos estudos científicos ainda precisam ser realizados para confirmar ou re-

jeitar determinadas técnicas, como, por exemplo, a transgenia, as tecnologias de embalagem e de conservação dos alimentos.

Quais condições precisam ser satisfeitas nos sistemas alimentares dos países para alcançar a SAN?

Para alcançar a SAN algumas condições precisam ser satisfeitas:

- Suficiência na produção dos alimentos.
- Suficiência no abastecimento de alimentos.
- Estabilidade, ou pequenas variações na disponibilidade de alimentos durante os meses do ano e de ano para ano.
- Sustentabilidade, ou capacidade de assegurar que a garantia da estabilidade não seja provisória e não deteriore os recursos produtivos a longo prazo.
- Autonomia ou diminuição da dependência externa à alimentação.
- Equidade, essencial para garantir o direito à alimentação adequada a todas as famílias de diferentes condições sociais.

O que as políticas públicas podem realizar para promover a SAN?

É necessário mudar o modelo de produção e distribuição dos alimentos de forma equitativa e igualitária, promovendo ações voltadas desde a produção e acesso aos alimentos até a execução das boas práticas na manipulação destes, dando prioridade aos pequenos e médios produtores e ao abastecimento local e regional. É preciso fomentar políticas públicas que contemplem todo o processo que envolve o alimento, ou seja, toda a cadeia produtiva – do campo à mesa.

Com relação à produção, é interessante que as políticas públicas apoiem os pequenos e médios produtores rurais e urbanos e que promovam iniciativas voltadas para a agregação de valor aos produtos primários, buscando a melhoria da qualidade, como o cultivo de orgânicos ou de produtos sem agrotóxicos e que os torne mais acessíveis. É fundamental preservar o meio ambiente e valorizar a sustentabilidade e a identidade cultural de uma população.

É possível citar algum exemplo de política para a produção de alimentos?

Com a preocupação de contemplar o tema alimentação de forma mais ampla, destacam-se algumas políticas públicas que abrangem todo o processo que envolve a produção do alimento:

- Agricultura urbana, mediante hortas comunitárias, escolares e domiciliares, como forma de potencializar o acesso a alimentos de qualidade para consumo próprio e para promover a educação alimentar.
- Melhoria da infraestrutura, por meio da melhoria do saneamento básico e proteção do meio ambiente – as práticas agrícolas devem evitar a sua degradação. Atualmente, algumas políticas favorecem práticas de aproveitamento da terra que não são sustentáveis, uma vez que degradam florestas, desgastam os solos e acabam por limitar a produção. Em outros casos, a degradação ambiental é resultado da pobreza. Em 2012, por exemplo, foi elaborado pelo governo federal, mediante Decreto n. 7.794/2012, a Política Nacional de Agroecologia e Produção Orgânica (Pnapo), com o propósito de efetivar e orientar o desenvolvimento rural sustentável.
- Assistência técnica, incluindo apoio a formas agroecológicas, que procuram garantir a preservação dos recursos naturais. Cabe ressaltar a importância da atuação dos órgãos fiscalizadores e da vigilância sanitária, que devem adotar atuação educativa e de capacitação dos pequenos e médios produtores de alimentos, e, principalmente, atentar para a qualificação do pequeno varejo.
- Qualidade e agregação de valor aos produtos alimentícios, oferecendo suporte técnico, financeiro e infraestrutura para melhorar a qualidade dos produtos elaborados. Por exemplo, assessoria técnica na produção de pães caseiros por cooperativa formada em uma comunidade, a qual produz, embala, etiqueta e disponibiliza o produto para venda.
- Acesso ao crédito: é indispensável que os pequenos proprietários disponham de crédito para melhorar a produtividade agrícola e elevar a renda da família. Necessitam de crédito a curto e

a médio prazo para adquirir, por exemplo, insumos agrícolas, sementes e ferramentas que poupem trabalho. Nesse sentido citamos como exemplo o Pronaf, que dá incentivo financeiro aos pequenos produtores.

- Escoamento de produção, incluindo a criação de feiras e espaços de venda direta da produção oriunda da agricultura familiar e preparações produzidas nos equipamentos de abastecimento. Destacam-se as compras governamentais de alimentos para utilização em programas e organismos públicos como escolas, hospitais, presídios e restaurantes populares e a criação de sistemas de informação regionalizados sobre mercados apropriados aos pequenos produtores. Para ilustrar essa questão, pode ser citada a Resolução n. 26 do Fundo Nacional de Desenvolvimento da Educação (FNDE), de 2013, que dispõe sobre a obrigatoriedade da utilização de 30% do total de recursos financeiros repassados pelo FNDE na aquisição de gêneros alimentícios diretamente da Agricultura Familiar e do Empreendedor Familiar Rural ou suas organizações, priorizando os assentamentos da reforma agrária, as comunidades tradicionais indígenas e as comunidades quilombolas. Importa ressaltar que, ainda que haja a obrigatoriedade, nem sempre cada município pode contar com a cota prevista para aquisição de gêneros, porque não são todas as regiões e seus entornos que possuem essas organizações produtoras em número suficiente.
- Apoio para a formação e fortalecimento de associações e cooperativas de produtores. As cooperativas agrícolas são úteis, visto que ajudam os participantes a venderem seus produtos, além de constituir, muitas vezes, o espaço para prestação dos serviços de extensão agrária, crédito e distribuição de insumos agrícolas.

E em relação ao acesso à alimentação?

Com relação ao acesso físico e econômico à alimentação saudável, podem ainda ser destacadas as seguintes ações:

- Regulação pública do mercado de produtos agroalimentares, criando entrepostos, varejões, sacolões e feiras livres para a distribuição de alimentos produzidos por pequenos e médios empreendimentos rurais e urbanos. Por exemplo, a prefeitura de determinado local disponibiliza um sacolão com produtos de baixo custo e boa qualidade, obrigando o comércio vizinho a baixar o preço para manter as vendas.

- Organização de grupos de compras comunitárias que contribuam para ampliar o acesso aos alimentos e reduzir seus custos. Por exemplo, uma comunidade urbana se organiza para comprar alimentos orgânicos produzidos por uma cooperativa de agricultores urbanos.
- Estímulo governamental à implantação de restaurantes populares, cozinhas ou padarias comunitárias, que promovam o acesso da população urbana à alimentação adequada, com baixo custo.
- Fiscalização de restaurantes e serviços de alimentação. A fiscalização é exercida por profissionais da vigilância sanitária, os quais exercem atividade de educação e de fiscalização para a garantia da qualidade do alimento servido. A Vigilância Sanitária é parte do Sistema Único de Saúde (SUS), sendo coordenada pela Agência Nacional de Vigilância Sanitária (Anvisa).
- Capacitação do pequeno varejo local. Por exemplo, comerciantes de uma quitanda localizada em uma área de grande vulnerabilidade social participam de atividades educativas sobre o processo de gestão da produção e da distribuição de refeições, agregando valores sustentáveis ao seu produto.
- Combate ao desperdício, mediante a criação de Banco de Alimentos, cursos de aproveitamento integral dos alimentos ou curso de consumo responsável, noções de economia doméstica, coleta e distribuição de alimentos etc. Por exemplo, o governo de determinada localidade cria um programa orientando os feirantes a doar sobras do final da feira para um local definido, o qual se encarrega da distribuição. Isso evita que os alimentos sejam descartados no final da feira e captados em condições impróprias para o uso pela população.
- Programas que eliminem o intermediário, permitindo que o consumidor obtenha o alimento diretamente do produtor. Por exemplo, o governo facilita o transporte de produtos de safra do campo para a cidade, favorecendo uma remuneração mais justa

para o pequeno produtor e uma melhor qualidade e preço mais acessível ao consumidor.

- Promoção de redes de economia solidária que favoreçam a comercialização de alimentos produzidos por associações e cooperativas. Por exemplo, um grupo de mulheres se organiza para produzir artesanato regional, gerando trabalho e renda, que permita acesso a alimentos mais saudáveis.
- Redução nos impostos dos alimentos da cesta básica.
- Ações de proteção, promoção e apoio a estilos de vida saudáveis, com ênfase para alimentação equilibrada. Em março de 2013 foi publicada a Portaria n. 424 do Ministério da Saúde, que redefine as diretrizes para a organização da prevenção e do tratamento do sobrepeso e da obesidade como linha de cuidado prioritária na Rede de Atenção à Saúde das pessoas com doenças crônicas. As políticas de prevenção da obesidade precisam contemplar não somente ações de caráter educativo e informativo, mas também outras medidas legislativas como, por exemplo, o controle da propaganda de alimentos menos saudáveis e medidas tributárias, isentando alimentos saudáveis.

No tocante aos aspectos de caráter educativo e informativo, destaca-se a informação nutricional nos rótulos dos alimentos. No Brasil, a Anvisa é o órgão responsável pela regulação da rotulagem de alimentos que estabelece as informações que um rótulo deve conter, visando a garantia de qualidade do produto e a saúde do consumidor.

Com relação aos grupos mais vulneráveis da população, que tipo de ações podem ser tomadas para garantir o acesso aos alimentos?

Nesse caso, é importante destacar as ações emergenciais. É o caso da distribuição de cestas básicas, da oferta de refeições prontas, dos restaurantes populares e de programas de transferência de renda. Contudo, para que sejam efetivas, é fundamental que tais ações e programas locais devam suprir, em caráter emergencial, as necessidades básicas de um grupo de pessoas vulneráveis e, concomitantemente, promover ações para qualificação e inserção no mercado de trabalho. Elas não significam ações permanentes, por terem caráter local. Dessa forma, esse benefício deve ser provisório para que possa ser usufruído por outras famílias em momentos de vulnerabilidade. Essas ações normalmente integram diversas ações governamentais e da sociedade civil na constituição de uma rede de proteção social.

Diante de um quadro de insegurança alimentar presente em diferentes grupos populacionais e considerando os aspectos nutricionais do conceito de SAN, como proceder na perspectiva de transformar o padrão de consumo predominante?

É importante que as políticas públicas tenham seu foco no estímulo ao consumo de alimentos mais saudáveis na busca de modificar o padrão de consumo predominante. Destacam-se algumas iniciativas que podem contribuir para essa modificação:

- Inserção de elementos educativos nos diversos programas públicos alimentares. Entre as ações alimentares contínuas destacamos a alimentação escolar, dirigida às crianças. A alimentação do escolar pode ser assumida como um importante instrumento de reeducação alimentar se os cardápios incluírem produtos frescos (frutas, legumes e verduras), variados e produzidos regionalmente. Além de universalizar e regularizar a oferta da alimentação escolar é importante capacitar técnicos e merendeiras, fortalecer os Conselhos de Alimentação Escolar e promover a compra de alimentos de pequenos e médios produtores locais.

  Para ilustrar essa questão, citamos a Resolução n. 26/2013 do FNDE, que dispõe sobre diferentes estratégias de educação alimentar e nutricional do Programa Nacional de Alimentação Escolar, bem como sobre a inserção semanal mínima de três porções de frutas e hortaliças nas refeições ofertadas. Destacamos também o Programa de Alimentação do Trabalhador (PAT), o Programa de Transferência de Renda e o Sistema de Vigilância Alimentar e Nutricional (Sisvan). Este último tem por objetivo a informação para a ação e pode fornecer elementos para sinalizar o estado nutricional da população, mas não são todos os municípios que o implantaram ou que o alimentam de forma adequada.

SEGURANÇA ALIMENTAR E NUTRICIONAL **15**

- Inserção do diagnóstico da situação nutricional das crianças nas atividades escolares. Os resultados observados são devolvidos à comunidade e o diagnóstico pode servir de base para ações educativas. Nesse contexto, vale ressaltar que em 2007 foi criado o Programa Saúde na Escola, uma política intersetorial dos Ministérios da Saúde e da Educação, mediante o qual, desde que haja adesão do município, os profissionais de saúde de um território fazem o rastreamento da situação nutricional dos escolares daquele território e devolvem os dados mediante ações e intervenções determinadas. Apesar da importância do Programa, não são todos os municípios que aderem a ele e, mesmo nos municípios nos quais o Programa foi implementado, nem sempre existem recursos humanos em número suficiente para realizar a avaliação nutricional de maneira adequada. Assim, outra possibilidade de avaliação do estado nutricional nas escolas é mediante parcerias com universidades, as quais ficam responsáveis pelo diagnóstico do estado nutricional e pela devolução à população.
- Inserção do assunto SAN como tema transversal no currículo escolar.
- Promoção de massivas campanhas educativas com o uso de diferentes mídias que promovam o consumo alimentar com maior benefício nutricional.
- Inserção de elementos educativos nos programas alimentares das entidades sociais. Por exemplo, determinada entidade distribui um prato de sopa para a comunidade do entorno. Um trabalho sobre os aspectos nutricionais da sopa pode estimular a mudança no padrão de consumo; outro exemplo é sugerir que a comunidade procure saber sobre os programas que se relacionam à produção, acesso, abastecimento e educação alimentar existentes no local, permitindo uma reflexão sobre o tema.
- Estímulo ao conhecimento sobre alimentos produzidos por diferentes formas de tecnologia, como alimentos orgânicos, alimentos transgênicos e alimentos industrializados.
- Estímulo à formação dos profissionais que atuam em áreas relacionadas à SAN, especialmente educação, saúde e meio ambiente.
- Estímulo à participação da população no controle social das políticas públicas, tanto as relacionadas à produção e ao acesso aos

GUIA DE SEGURANÇA ALIMENTAR E NUTRICIONAL

alimentos, quanto aquelas relacionadas à saúde, à educação e demais áreas afins.

Dada a complexidade dos temas SAN e DHAA, é possível estabelecer uma ordem cronológica dos eventos que vêm norteando os temas?

De forma resumida, podemos citar, entre tantos marcos históricos, a Declaração Universal dos Direitos Humanos, estabelecida em 1948. Em 1966, foi feito o Pacto Internacional sobre os Direitos Econômicos, Sociais e culturais (Pidesc), do qual o Brasil se tornou signatário em 1992, assumindo o compromisso de garantir o direito à alimentação. Em 1993, o Brasil criou um Conselho de Segurança Alimentar e Nutricional Nacional (Consea), que foi desativado em 1995 e voltou à ativa em 2003, existindo até hoje. Em 1996, ocorreu a Cúpula Mundial da Alimentação, em Roma. Em 1999, foi criada a Política Nacional de Alimentação e Nutrição. Em 2006, foi instituída a Lei Orgânica de Segurança Alimentar e Nutricional (Losan), com vistas a promoção, monitoramento e avaliação do DHAA. Com essa lei foi estabelecido o Sistema de Segurança Alimentar e Nutricional (Sisan), priorizando assegurar à população o direito humano à alimentação adequada. Muitos municípios do Brasil ainda não têm Sisan. Em 2010, mediante a Emenda Constitucional n. 64 do art. 6º da Constituição, o direito humano à alimentação se tornou lei. Em 2010, foi instituída a Política Nacional de Segurança Alimentar e Nutricional (PNSAN), definindo a forma de gestão, financiamento, avaliação e controle social na busca de assegurar o DHAA. Em 2011, foi elaborada a nova Política Nacional de Alimentação e Nutrição, a qual estabelece nove diretrizes que abrangem o escopo da atenção nutricional no Sistema Único de Saúde e busca a garantia da SAN para a população brasileira. Ainda em 2011, um grupo de trabalho do Consea Nacional criou um documento sobre indicadores de SAN e DHAA no Brasil, estabelecendo diferentes dimensões para monitoramento. Em 2012, foi criada a Política Nacional de Agroecologia e Produção Orgânica (Pnapo), para ampliar, fortalecer e consolidar a agricultura familiar camponesa e de povos e comunidades tradicionais de forma adequada e sustentável.

ATIVIDADE PRÁTICA

Relato de atividade para trabalhar o tema

1. **Título:** Representação da Segurança Alimentar e Nutricional

2. **Objetivos:**
    2.1. **Operacionais:** Criar, de forma coletiva, um painel para consolidar o conceito de SAN.
    2.2. **Educativos:** Ao final da ação, os participantes deveriam reconhecer que o conceito de SAN envolve diferentes aspectos e diferentes setores e, ainda, reconhecer a importância de agregar diferentes saberes. A intenção era agregar não só os temas geradores como também as pessoas, da mesma forma como a alimentação se mistura e se combina.

3. **Procedimentos:**
Os participantes foram divididos em três grupos de forma aleatória, para garantir a participação de todos os parceiros que faziam parte do projeto, ou seja, membros da comunidade, técnicos das organizações governamentais e não governamentais, professores, pesquisadores e alunos da universidade.

    3.1. **Etapas:**

    Solicitou-se:
    - ao grupo 1 que trabalhasse o conceito de Segurança Alimentar e Nutricional por meio de colagem, com figuras e fotos que remetessem a questões relacionadas ao acesso, distribuição, riscos e danos possíveis aos alimentos, aos aspectos econômicos, culturais, mitos e tabus.
    - ao grupo 2 que, por meio de desenhos e figuras, representassem os alimentos, palavras ou frases relacionadas à questão alimentar e nutricional.
    - ao grupo 3 que ficasse responsável por montar um painel, distribuindo os desenhos elaborados pelo grupo 2, relacionando as questões emergenciais e educativas no contexto participativo e político.

Após a montagem do painel e sua exposição, um membro de cada grupo relatou os principais pontos debatidos, a forma como o painel foi construído e como alcançaram o resultado final.

4. Duração:
A duração média de cada oficina foi de 3 horas, com a participação, em média, de vinte pessoas.

5. Materiais:
Os materiais utilizados foram: fitas adesivas tipo crepe e durex, lápis de cor, canetas hidrográficas, papel craft, cartolinas, tinta guache com as cores vermelho, amarelo e verde, pinceis de vários tamanhos e formas e recorte de revistas relacionados à temática segurança alimentar e nutricional.

6. Orientação geral:
Ao animador coube o papel de orientar quanto à função de cada grupo, salientar a importância da participação de cada membro e o tempo de duração de cada atividade. Além disso, chamar a atenção sobre a importância de não "perder o foco" do tema, sempre agradecendo a participação e motivando para que todos colaborassem na construção da atividade e garantir o ritmo, caso diminuísse o repertório do grupo, formulando perguntas de forma a manter "aquecida" a discussão.

7. Dicas:
Garantir o registro da atividade, com fotos e filmagens, além de anotar as falas significativas durante a elaboração e exposição, como estratégia para avaliação e futuras apresentações.

8. Reflexão teórica a partir da atividade:
Exemplos de alguns pontos debatidos a cada apresentação:
- Grupo 1 — Título: Comer também é cultural, a gente tem que ir aprendendo.

Comentários do grupo:

"*A figura representada pela Casa da farinha mostra a importância, da* **união entre as pessoas** *para a realização das tarefas.* "

"*Durante o processo de produção e colagem das figuras, foi possível ver que* **a água** *é um elemento fundamental e está escassa.* "

"*Os agrotóxicos são usados indiscriminadamente, chega-se ao absurdo de pulverizar os campos com as pessoas trabalhando, ou não se utilizam equipamentos de proteção, como máscara e luvas, isso provoca problemas de saúde.*"

"*O transporte dos alimentos é sempre difícil e problemático para as famílias carentes que recebem doações, mas não têm carro ou transporte para retirar. As doações em sua maior parte vêm do Ceagesp.*"

"*Nós fazemos o sopão, tem doze voluntários, uns arrecadam os alimentos, outros preparam e outra parte trabalha com a reciclagem, trocam lixo por alimentos, ou com a renda obtida pela reciclagem se compra o que falta, funciona igual em uma família, o trabalho é em equipe com divisão de tarefas.*"

"*Ao olhar essas figuras a gente lembra do passado e pensa no futuro. Remete ao sonho de morar em um sítio, que deve ser o sonho de muitas pessoas: plantar, colher, comer tudo sem agrotóxicos.*"

"*Participar do CRSANS mudou meu jeito de me alimentar, passei a comer frutas e verduras, como cascas, a vitamina está na casca.*"

"*Quanto a mim, emagreci 50 kg, dei adeus à figura da obesa, também aprendi a fazer lanche ecológico e experimentar de tudo. Especialmente que enlatados não convêm a ninguém. Importante lembrar que a atividade física e a higiene são fundamentais no preparo dos alimentos, as mãos limpas, os cabelos amarrados e por que não um batonzinho?*"

"*Ficar alerta aos alimentos estragados e vencidos.*"

"*O leite materno é também muito importante, o leite deve entrar na educação escolar, chamar atenção para sua importância, assim como o não desperdiçar os alimentos.*"

"*Foi comentado que para realizar comida é necessário usar as mãos, isso mostrou que todos tinham a 'mão boa', inclusive para fazer a representação, pois os desenhos não foram tímidos e tinham o tamanho real dos objetos."*

Observações do facilitador: na montagem do painel, foram representados desde os processos de produção, o plantio (desenho de hortas), a circulação e o comércio dos produtos, até o produto final representado por refeições com desenho de pratos com os alimentos processados. Outra figura representou o plantio, colheita e preparação para a comercialização. As mensagens estavam relacionadas à questão da saúde e aos alimentos saudáveis.

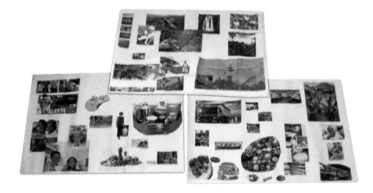

Figura 1.1: Painel com as colagens das atividades dos grupos.
Foto: Ana Maria Cervato-Mancuso.

- Grupo 2 — Título: O alimento não começa pela boca, tem a ver com o cheiro.

Comentários do grupo:

"Como será desenhar, o que irá aparecer?"
"Se o trabalho é coletivo, os outros vão ver?"
"Que outros conceitos podem formular?"
"Tudo bem, o importante é compartilhar."
"Claro, têm diferença entre o que a gente gostaria de comer e o que sai."
"A falta de acesso ao alimento é por problema financeiro ou pelo produto, ou as duas coisas?"

"A beterraba, por exemplo, é cara?"

"É fácil de encontrar?"

"Quem vai comer?"

"Como fazer?"

"Criança gosta?"

"Como pôr no prato, tudo misturado ou separado?"

"Separa por cor? Bate no liquidificador ou não?"

"Em um ambiente educativo nada é neutro, tem que se trabalhar as informações, por exemplo, a feira daqui da comunidade doou caqui para a sobremesa da escola, ninguém nunca tinha visto um caqui, foi distribuído para as crianças após a refeição, como sobremesa. Os meninos que não conheciam, pensaram que era tomate, não entenderam como dar tomate depois do almoço. Não tiveram dúvida, fizeram guerra e um jogar no outro, mas tinha que ter tido uma ação educativa, não adianta doar se não ensinar para que serve, como se come."

"A discriminação por ser pobre também acontece, quando chegamos à feira para pegar os 'restos' o povo fala lá vem a 'Fome Zero', como sou conhecida onde recebo as doações."

"O Brasil é campeão de desperdício, isso tem que ser trabalhado na comunidade, o pobre não tem vergonha de pegar as coisas. O povo só aprendeu a comer alface e tomate, não usam os talos."

"As técnicas sobre o aproveitamento dos alimentos, a gente vai aprendendo, a berinjela ninguém quer, mas batida passa despercebida na sopa."

"Um problema grave são os salgadinhos, refrigerantes, como as pessoas que não tem dinheiro podem compram isso?"

"O que fazer quando chega à Unidade Básica de Saúde, a criança com 40 kg?"

"A criança não vê a mãe comer legumes, como vai adquirir o hábito?"

"O acesso aos alimentos menos saudáveis é mais fácil, porque tem doce e pipoca na porta da escola, é mais fácil um sanduíche do que um prato de legumes que você tem que picar, cozinhar; a comida também é cultural, a gente tem que aprender a utilizar."

"Os restaurantes só usam as partes 'nobres', o desperdício é grande, não tem nenhum trabalho para ensinar os profissionais a aproveitar."

"Outro problema também para nós é o transporte, nós ganhamos até duas toneladas de alimento, mas não temos transporte, não tem como trazer."

"O acesso ao alimento é o mais difícil, pois só quem tem um salário digno é que pode comprar tudo, senão vai sempre depender dos outros, quem tem salário vai ao supermercado, quem não tem, tem que ir para a coleta pedir, depende de doação, do Bolsa Família."

Observações do facilitador: o grupo trouxe uma série de questionamentos sobre segurança alimentar e nutricional. Alimentar o espírito também é necessário, esse trabalho em segurança alimentar proporciona isso.

- Grupo 3 — Título: Alimentar bem não é comer muito, e sim balancear o alimento.

Comentários do grupo:

"A ideia inicial foi juntar os alimentos, misturar os sabores (essa é uma das tarefas de quem trabalha com segurança alimentar), como, por exemplo, o desenho de um cuscuz demonstrou como aproveitar e misturar pode enriquecer uma comida."

"A criança é o espelho do adulto, reflete a família, se a gente não come [de forma] saudável como ela vai comer?"

"As crianças estão obesas porque só comem arroz, batata e ovo, não mastigam direito."

"Quanto à higiene, têm que se incorporar o hábito de lavar as mãos, os alimentos, as frutas."

"O desenho revela um pouco das pessoas, traz surpresas, ensina e enriquece, da mesma forma que segurança alimentar traz tudo isso."

"O desenho do peixe, [é importante] porque faz pensar na importância da sua conservação, a higienização, o seu aproveitamento, desde a cabeça para o pirão, isso é igual a segurança alimentar."

9. Avaliação geral da atividade

Ao final da atividade, os desenhos e os comentários revelaram a importância da participação como parte do conceito de SAN.

Trabalhar em grupo é sempre uma experiência rica e de aprendizagem intensa, que permite reflexão sobre o tema proposto, discussão das ações do cotidiano e das formas de participação. Essa riqueza conduz à aproximação dos participantes, deixando claro o pertencimento a um grupo. O trabalho com criatividade e companheirismo valoriza o que se tem, ao construir, afirmar e reconhecer os conceitos e as ideias.

No caso dessa atividade, o resultado dessa união é a soma, tornando a SAN uma coisa "saborosa". Mostra a alegria e a confirmação de que as pessoas são capazes de achar e trilhar os seus caminhos.

CAPÍTULO 2
PARTICIPAÇÃO E CONTROLE SOCIAL

OBJETIVOS

Ao término deste capítulo, você estará apto a:

· Conhecer os conceitos de participação e controle social.

· Compreender o papel da sociedade civil organizada na realização progressiva da elaboração, implantação e controle das políticas públicas.

· Compreender que os espaços participativos fortalecem a cidadania.

· Perceber a importância da mobilização e da continuidade do trabalho coletivo na criação e no estabelecimento dos espaços participativos.

SÍNTESE

A participação popular é uma das maneiras de efetivação da democracia e acontece na comunidade mediante canais institucionalizados, como, por exemplo, fóruns, conferências, conselhos ou composição de Centros de Referência em Segurança Alimentar e Nutricional. Esses espaços têm por objetivo sensibilizar, conscientizar, capacitar e promover a integração entre os diferentes segmentos (poder público, sociedade civil organizada ou não, instituições públicas e demais interessados), entender, multiplicar e participar do processo de construção de espaços participativos de diálogos, no intuito de fortalecer o entendimento de que a alimentação é um direito humano consagrado na Constituição Brasileira. Este capítulo relata a experiência da implantação do primeiro CR-SANS de São Paulo (Butantã).

De que forma a sociedade civil pode participar da elaboração, implementação e controle das políticas públicas?

A participação social é uma das maneiras de efetivação da democracia, mediante a inclusão de sujeitos sociais nos debates, formulações e fiscalização das políticas desenvolvidas pelos serviços de saúde pública brasileiros, conferindo-lhes legitimidade e transparência. A participação social é amparada pela Constituição de 1988, que foi elaborada sob forte influência da sociedade civil por meio de emendas populares. A participação popular pode ser exercida nas três esferas de governo: federal, estadual e municipal.

> A Constituição de 1988 também é chamada de "Constituição Cidadã" por ser o texto constitucional mais democrático que o país já possuiu, consagrando um contexto favorável à participação dos cidadãos nos processos de tomada das decisões políticas essenciais ao bem-estar da população.

O que é participação social?

A participação social pode ser entendida como uma troca de saberes e experiências, na qual os sujeitos com saberes diferentes, porém não hierarquizados, se relacionam a partir de interesses comuns, entrando em consenso. Com relação ao aspecto legal da participação social, em dezembro de 1990 foi publicada a Lei n. 8.142, que dispõe sobre a participação da comunidade na gestão do Sistema Único de Saúde (SUS).

A participação social é uma maneira efetiva de distribuir melhor o poder entre diferentes grupos sociais (Estado e sociedade civil), não concentrando o poder das decisões sobre os fatores que determinam a vida da população, como, por exemplo, as políticas de saúde, educação, moradia, transporte público, trabalho e renda, alimentação e nutrição, abastecimento de água e alimentos, somente com o poder público.

É um espaço que visa melhorias de qualidade de vida, valorizando a autonomia, igualdade e equidade.

Por que participar? Quais as vantagens?

A participação social é um dos instrumentos mais importantes para a superação das desigualdades e a promoção da igualdade porque dá abertura para que a sociedade, em sua diversidade, manifeste seus diferentes interesses, necessidades, pontos de vista, carências, projetos, demandas etc. A sociedade tem sentido que o espaço para dar sua opinião está diminuindo, assim, surge o sentimento de impotência. Além disso, com a maior participação da população, o "trabalho realizado" apresenta mais chances de obter sucesso.

A cidade de São Paulo, por exemplo, é imensa. A maioria dos bairros são afastados do centro. As casas são construídas em alvenaria ou são barracos de madeira, sem tratamento de esgoto. A maioria dos bairros possui serviços públicos, como escolas, creches, centros de saúde e transporte, porém são precários ou insuficientes. Assim, quando há interação, vivência em grupo e amizade, há colaboração mútua entre os moradores.

O exercício da democratização dos processos de gestão pública representa um importante mecanismo que tende a reforçar os processos de melhoria institucional. Quando poder público e sociedade civil pactuam condições mínimas de funcionamento e de participação na esfera pública, contribuem significativamente para aproximar o governo dos cidadãos.

O que é cidadania?

Cidadania é uma das formas de lutar pelos direitos humanos, é defender a liberdade, a autonomia e a soberania de um povo; é lutar pelas garantias dos direitos individuais e coletivos. Ser cidadão é ter consciência de que somos titulares de direitos e deveres. O cidadão deve saber como se organizar em grupo para reclamar e exigir os seus direitos. A ocupação de espaços de participação e controle social é uma das maneiras mais eficazes para se exercer a cidadania.

> "A cidadania expressa um conjunto de direitos que dá à pessoa a possibilidade de participar ativamente da vida e do governo de seu povo. Quem não tem cidadania está marginalizado ou excluído da vida social e da tomada de decisões, ficando numa posição de inferioridade dentro do grupo social." (Dallari, 1998, p. 14)

Quais são os espaços de participação?

Os espaços institucionalizados de participação da sociedade são os conselhos de alimentação escolar, de segurança alimentar e nutricional, de saúde, de gestores de parques, outros conselhos, orçamentos participativos, audiências públicas, conferências, consultas públicas, ouvidorias, mesas de diálogo e negociação, fóruns e leis de iniciativa popular.

Os espaços de participação popular são as organizações da sociedade civil, os movimentos sociais, as assembleias de vizinhos, as associações de bairros, as cooperativas de produtores, as redes, entre outros.

Esses espaços são considerados "mecanismos de participação e de controle social", nos quais a sociedade pode estar presente em todo o processo de construção e planejamento de uma ação, além de acompanhar, fiscalizar e controlar as ações do Estado, cobrando o cumprimento de suas metas, como estabelecido em lei, e evitando o mau uso do poder pelos representantes ou técnicos da administração pública.

É importante destacar que esses espaços são instâncias de diálogo, contestação e negociação entre todos os representantes, ou seja, são canais de comunicação legítimos.

São cinco os mecanismos de participação popular mais conhecidos e utilizados no mundo (Dallari, 1995): plebiscito, referendo, iniciativa popular, *recall* e veto popular. O Brasil optou por regular apenas os três primeiros mecanismos mencionados, conforme dispõe o art. 14, incisos I a III de nossa Constituição Federal:

I – plebiscito; II – referendo; III – iniciativa popular.

Quais são os atores que devem participar do processo? E como?

É importante a presença de diferentes atores sociais como: poder público de diferentes setores, lideranças locais, sociedade civil organizada

28 GUIA DE SEGURANÇA ALIMENTAR E NUTRICIONAL

ou não, universidades, entre outros, com o objetivo de construir estratégias transformadoras da sociedade por meio de um processo gradual de aprendizagem participativa. Isso significa que os atores, quando em debate, devem aprender a ouvir e reconhecer o outro como sujeito portador de direitos, a tratá-lo em nível de igualdade – suas opiniões e demandas são válidas, devem ser ouvidas e contribuir para a tomada de decisão no espaço. Esse processo, para ser verdadeiramente democrático, demanda tempo e inclusão do maior número de atores possível, no sentido de tornar o debate mais rico e mais representativo da realidade da comunidade. A discussão das questões por grupos mais amplos e pelos próprios titulares de direitos garantidos pelas políticas públicas são vitais para a redistribuição do poder.

Como se operacionaliza a participação?

Os conflitos são expostos e negociados nos espaços de participação buscando uma ação conjunta, respeitando as particularidades e reconhecendo os participantes desses espaços como sujeitos portadores de direitos, como cidadãos. O exercício da democratização dos processos de gestão pública representa um importante mecanismo que tende a reforçar os processos de melhoria institucional. Quando poder público e sociedade civil, por meio de reuniões, encontros e oficinas possibilitam essa aproximação e pactuam condições mínimas de funcionamento e de participação na esfera pública, contribuem significativamente para aproximar o governo dos cidadãos, promovendo o controle social.

O que é controle social?

O conceito de controle social parte de uma concepção sobre a relação entre os atores sociais (Estado e sociedade civil). É uma oportunidade de envolver atores de segmentos sociais para contribuir e intervir nas decisões das políticas públicas junto ao estado para que as ações sejam eficazes para garantia dos direitos humanos. Pode ser entendido como a participação do cidadão na gestão pública, na fiscalização, no monitoramento e no controle das ações da administração pública. Trata-se de um importante mecanismo de prevenção da corrupção e de fortalecimento da cidadania.

O que o cidadão ganha com a participação no controle social?

O controle social não deve trazer vantagens pessoais e partidárias, pois o foco é a comunidade onde o indivíduo vive, trabalha e convive. Nesse sentido, o ganho é pertencer a uma comunidade melhor e empoderada, com o objetivo de garantir direitos e buscar a eficácia na implantação de políticas públicas.

O que é "empoderar" uma comunidade?

Segundo o educador Paulo Freire, a pessoa, grupo ou instituição empoderada é aquela que realiza, por si mesma, as mudanças e ações que a levam a evoluir ou se fortalecer. Isso significa que empoderar uma comunidade é inseri-la como "ator social" pleno exercendo a cidadania por meio de ações individuais e coletivas, assumindo maior controle sobre os fatores pessoais, socioeconômicos e ambientais que afetam sua vida, fazendo com que diminua a sensação de impotência, internalizada pelos indivíduos perante as iniquidades de poder.

Há algum exemplo de empoderamento da comunidade para enfrentar a insegurança alimentar e nutricional?

No tocante a SAN, a participação nas pré-conferências e conferências promovidas pelos conselhos municipais, regionais, estaduais e federal de segurança alimentar e nutricional podem legitimar os espaços democráticos de interação entre os diversos setores da sociedade civil. Essa interação busca a elaboração e a implementação de políticas públicas de governo, que contemplem as necessidades reais da população, contribuindo assim, para ampliação dos espaços institucionais de participação social e o aperfeiçoamento da democracia participativa no país.

Mas... e a população? Pode organizar algum espaço específico?

Sim, podem ser citados os Centros de Referência em Segurança Alimentar e Nutricional. É fundamental a participação da população e representantes dos diversos segmentos, para construção, implantação e continuação das ações dentro desse espaço.

O que são Centros de Referência em Segurança Alimentar e Nutricional?

São espaços que possibilitam a realização de ações, tanto para solucionar problemas específicos da comunidade, quanto para pensar e refletir sobre maneiras de transformar o bairro, a cidade, o estado, enfim, o mundo em que se vive. A proposta de implantação de Centros de Referência em Segurança Alimentar e Nutricional tem como objetivo irradiar ações que contribuam para o desenvolvimento local com temas relacionados a SAN, meio ambiente e economia solidária, abrangendo as diversas áreas: saúde, educação, meio ambiente, cultura, lazer, trabalho, entre outros, de acordo com a especificidade e a realidade de cada região. Além disso, busca promover ações de construção da cidadania por meio de intervenções socioeducativas, estudos e pesquisas, assistência técnica, capacitação e formação da comunidade local.

Propostas como essas fazem parte de planos de metas de governos municipais em várias regiões do país.

É possível citar como exemplo alguma experiência nesse sentido?

Nesse caso, pode ser citada a experiência do Centro de Referência em Segurança Alimentar e Nutricional Sustentável do Butantã (CRSANS-BT), o primeiro do município de São Paulo, localizado na Subprefeitura do Butantã, zona oeste da cidade.

> A criação do Centro de Referência, num primeiro momento, teve a denominação de Centro de Referência em Segurança Alimentar e Nutricional (CRSAN). Após a promulgação do Decreto n. 51.359, de 25 de março de 2010, passou a ser denominado Centro de Referência em Segurança Alimentar e Nutricional Sustentável, para incorporar a sustentabilidade tanto econômica e ambiental quanto social e cultural.

Como o trabalho começou?

Desde 2001, iniciou-se o processo de discussão para implantação do CRSANS-BT com a participação de representantes dos diversos segmentos (sociedade civil organizada, comunidade local, poder público e universidades). Os primeiros envolvidos foram uma organização social (Instituto Polis) e representantes do poder público (Administração Regional do Butantã e da Secretaria de Assistência Social do Butantã). Com o decorrer do tempo e articulação, foram sendo convidados outros parceiros para compor o grupo. O envolvimento de todos foi fundamental para a execução do projeto, que foi criado oficialmente pelo Decreto n. 51.359, de 25 de março de 2010, vinculado à Secretaria Municipal do Verde e do Meio Ambiente, voltado à melhoria qualitativa do padrão alimentar dos moradores da região, à conscientização para a sustentabilidade do consumo, à inclusão social e à criação de um espaço para o diálogo entre a população local e o poder público. Foi inaugurado em 7 de agosto 2010.

Quem mais fazia parte dessa parceria?

Representantes da comunidade e das organizações representativas da comunidade, como associações de bairro e representantes ligados a movimentos sociais foram os primeiros abordados pelo grupo que iniciou o trabalho. Paralelamente, foram convidadas outras Secretarias como a da Saúde, do Abastecimento, da Educação e do Meio Ambiente e as Instituições de Ensino Superior (públicas e privadas) que desenvolviam atividades na região.

Qual a importância de envolver essas instituições?

A estratégia de envolver representantes de todos os segmentos foi garantir um dos princípios de SAN: a intersetorialidade – ações conjuntas entre Estado e Sociedade, além de promover o estreitamento das relações entre os diferentes níveis de um mesmo setor, tendo em vista que as demandas estavam relacionadas a um território comum.

"Intersetorialidade são ações articuladas e coordenadas, utilizando os recursos existentes de cada setor (materiais, humanos, institucionais), de modo mais eficiente, direcionando-os para ações que obedeçam a uma escala de prioridades estabelecidas em conjunto" (Marco de Referência EAN, 2012, p.23).

GUIA DE SEGURANÇA ALIMENTAR E NUTRICIONAL

Houve alguma estratégia para mobilizar a comunidade?

Sim. Entre as etapas do processo de disseminação da temática de SAN e até mesmo definição da implantação do espaço, houve todo um esforço coletivo para iniciar o processo de mobilização e organização das ideias e das ações. A primeira estratégia foi propor à comunidade a organização de um processo de colheita urbana para captação de alimentos na região e distribuição para as atividades desenvolvidas relacionadas ao fornecimento de refeições. Dessa forma, partiu-se de uma ação concreta para envolver os participantes da comunidade e os outros parceiros.

Concomitante a essa etapa, foi incentivada a participação nas reuniões mensais, espaço aberto à participação de todos para discussão e articulação de ações sobre SAN, reconhecido como a Rede Local de Segurança Alimentar e Nutricional, desde 2003.

A partir dessa estratégia foram implementadas outras ações?

A identificação das ações relacionadas à alimentação promovidas pela comunidade foi um ponto forte para aproximação e constituição da ação intersetorial, uma vez que sua inserção no espaço social local permite o conhecimento da realidade vivenciada pelos moradores e de suas necessidades, levando em consideração as tradições culturais e regionais. Algumas ações promoveram conhecimento, integração do grupo, ampliação do conceito de SAN até a implantação do CRSANS. Destacamos que a Rede Local de SAN teve – e ainda tem – papel fundamental no processo de discussão, implantação e continuação das ações do CRSANS, tendo em vista ser um espaço democrático, com caráter participativo e de controle social.

Que ações foram desenvolvidas?

Várias ações foram desenvolvidas ao longo desse processo com envolvimento de profissionais das Secretarias, dos moradores e de representantes das instituições parceiras. Dentre elas, destacam-se algumas:

- Sensibilização e articulação de lideranças comunitárias, organizações sociais, serviços socioassistenciais atuantes na região do

Jardim Jaqueline e representantes do governo local – Subprefeitura BT, Coordenadoria de Ação Social e Desenvolvimento (Secretarias de Assistência Social, Abastecimento, Esportes, Saúde, Educação e do Verde e Meio Ambiente).

- Constituição de um grupo de trabalho em segurança alimentar que se reúne mensalmente e procura articular ações integradas.
- Capacitação de funcionários dos serviços existentes na região e lideranças locais mediante a realização de oficinas (aproveitamento integral dos alimentos, "Alimente-se bem por 1 Real" – Sesi), capacitando para o preparo de alimentação saudável.
- Implantação de metodologia de avaliação do estado nutricional de cerca de 1.200 crianças de oito unidades socioeducacionais do Jardim Jaqueline em parceria com as Faculdades Integradas de São Paulo (Fisp), curso de Nutrição.
- Caracterização do hábito alimentar das famílias das crianças identificadas como sendo de risco nutricional – obesas e desnutridas, e atuação com base em orientações nutricionais em grupo, também em parceria com a Fisp.
- Projetos de pesquisas: verificação do hábito de desjejum; caracterização do hábito alimentar das famílias e crianças com risco nutricional; projeto de pesquisa "Educação Nutricional em Segurança Alimentar e Nutricional para comunidade urbana e periurbana".
- Realização do I Seminário de Segurança Alimentar do Butantã, em julho de 2003, que reuniu cerca de 120 participantes e teve como objetivo a sensibilização em relação ao tema segurança alimentar, a apresentação das experiências desenvolvidas no projeto do Jardim Jaqueline e a busca de novos parceiros.
- Incentivo e orientação para a implantação de hortas em pequenos espaços e em unidades educacionais (EMEIS João Negrão e Fernando Pessoa) e a proposta para implantação de horta comunitária em área próxima à faixa de dutos da Transpetro (Petrobras), também compartilhada com a rede elétrica da Eletropaulo.
- Planejamento e realização do Mapa da Insegurança Alimentar do Jardim Jaqueline, e trabalho junto às Associações de Bairro visando à formação de agentes multiplicadores em segurança

alimentar e melhoria do padrão alimentar da comunidade, sob coordenação direta do Instituto Polis.

- Implementação da Feira Solidária em parceria entre a secretaria de abastecimento, os feirantes da região e os responsáveis pelos projetos de distribuição de sopa e de café da manhã das associações de bairro.
- Promoção de oficinas e seminários com temas diversos: capacitação para políticas públicas, aproveitamento de alimentos, hortas, compostagem, artesanatos, capacitação de lideranças.
- Participação nas Conferências e Pré-Conferências de Segurança Alimentar e Nutricional.
- Intercâmbio entre representantes de associações dos países integrantes do Projeto Mercosul Social e Solidário (PMSS), no qual representantes do CRSANS visitaram a Argentina, Chile, Paraguai e Uruguai e os representantes do Chile visitaram o CRSANS.
- Constituição de grupos produtivos para geração de renda com base na Economia Solidária.

E onde essas atividades eram organizadas?

O espaço físico sempre foi um problema, mas nessa experiência havia um refeitório público (refeitório de funcionários da administração regional do Butantã) desativado e espaços anexos, praticamente em desuso, localizados ao lado de uma área de altíssima vulnerabilidade social, com grande presença de famílias jovens (favela do Jardim Jaqueline). Esse espaço foi identificado como uma possível sede do CRSANS. No decorrer de todo o período de implantação várias negociações para a liberação do espaço ocorreram simultaneamente às ações desenvolvidas.

Com o início das obras de reforma do espaço, as ações ocorreram nos espaços dos parceiros para garantir continuidade do projeto de implantação do CRSANS.

Qual o resultado dessas negociações?

O primeiro resultado foi identificar o verdadeiro responsável tanto pela edificação quanto pelo terreno onde se localizava o refeitório. O segundo e mais importante resultado, foi o aprimoramento de ações de articulação entre o poder público e a comunidade, incluindo o desenvolvimento de um termo de cooperação entre os representantes do poder público (Subprefeitura, Secretaria do Verde e Meio Ambiente e Instituto Pólis) para a garantia da continuidade do trabalho, uma vez que durante o período houve três trocas de governo. Todas essas ações contribuíram para a efetivação da implantação do CRSANS-BT – criado pelo Decreto municipal n. 51.359, de 2010, vinculado à Secretaria Municipal do Verde e do Meio Ambiente e inaugurado oficialmente em agosto 2010. Atualmente, é gerido de forma compartilhada, entre poder público, organizações da sociedade civil, universidades e comunidade em geral.

Criou-se, então, o primeiro Centro de Referência em Segurança Alimentar e Nutricional Sustentável do município de São Paulo, que poderá servir de base para a disseminação dessa proposta em outras áreas do município.

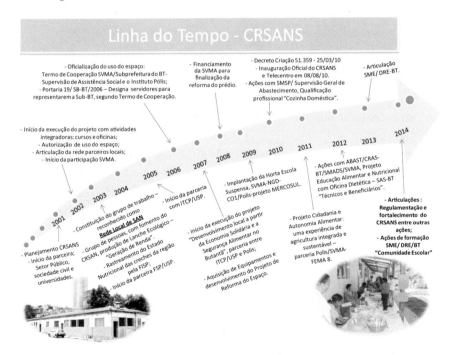

Figura 2.1: Ilustração de evolução do processo de construção do CRSANS-BT.
Fonte: Figura elaborada por Solange Redolfi, com fotos de Judith Eugênio Amorim.

Desde a oficialização do CRSANS, de que forma as ações vêm ocorrendo?

Pela sua característica de origem, o CRSANS-BT continua fomentando ações intersetoriais, articuladas com parceiros dos diferentes segmentos, para atender diferentes públicos (escolares, professores, pais, comunidade em geral), das diversas faixas etárias por meio das práticas dialógicas, educativas e formativas, para promoção e fortalecimento da Política de SAN local, estimulando a participação nos diferentes espaços participativos.

A Figura 2.2 apresenta algumas ações desenvolvidas pelo CRSANS-BT que integraram conteúdos de diversos setores, como saúde, meio ambiente, educação e cultura, entre outros.

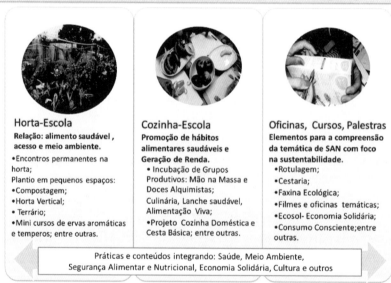

Figura 2.2: Ilustração de ações desenvolvidas no CRSANS-BT.
Fonte: Figura elaborada por Solange Redolfi, com fotos de Judith Eugênio Amorim.

ATIVIDADES PRÁTICAS

Relato de atividade para trabalhar o tema

1. Título: Construção da Rede Local de Segurança Alimentar e Nutricional

2. Objetivo:
2.1. Operacionais: Implantar uma rede local de SAN, com a participação de representantes dos diferentes segmentos públicos e privados e principalmente com a comunidade local.
2.2. Educativos: Fomentar a intersetorialidade.

3. Desenvolvimento:
Encontros mensais com atividades integradoras para estimular e incentivar a participação de todos, ou seja, articulação inicial de um grupo de trabalho com representantes dos diversos segmentos e, principalmente, da comunidade local.

Inicialmente, foram firmados os encontros de maneira prazerosa, para planejar e executar cursos, oficinas e rodas de conversa que despertassem o interesse dos participantes para o tema. Exemplo de ações: oficinas de aproveitamento integral de alimentos, de plantio em pequenos espaços, de confecção de compostagem, visitas a espaços de comercialização e de produção de alimentos, entre outras.

Esses encontros, inicialmente promovidos por um grupo de pessoas já sensibilizadas com o tema da SAN, foram sendo ampliados à medida que novos parceiros de outros segmentos passaram a ter, igualmente, interesse pelo tema da SAN e foram se integrando à rede.

Exemplo de ações oriundas das discussões da Rede Local de SAN:
- Implantação do telecentro dentro do espaço do CRSANS.
- Organização de dois grupos de trabalho: Grupo de Trabalho (GT) para planejamento, organização e execução de ações socioeducativas e GT para acompanhamento do processo de reforma em conjunto com o engenheiro responsável da PMSP/SV-MA e empreiteiro da obra;

- Visitas à Secretaria do Verde e do Meio Ambiente, para esclarecimentos e sugestões com relação aos encaminhamentos da reforma.
- Elaboração do logotipo do prospecto, do estatuto e do regimento interno do CRSANS.
- Planejamento e elaboração de cursos para atender às demandas da rede.
- Encontros para participação nas Conferências de SAN.

4. Resultados:

- Foi implantada uma rede local da SAN.
- Os diversos parceiros públicos envolvidos das áreas de assistência social, verde e meio ambiente, saúde, educação e em momento anterior o abastecimento puderam, a partir da temática de segurança alimentar, aglutinadora por excelência, reconhecer ações que já vinham desenvolvendo nesta área e propor ações intersetoriais em conjunto com os demais parceiros da sociedade civil.
- A rede contribuiu para a implantação do CRSANS-BT, para a prática da intersetorialidade e ainda contribui para o fortalecimento do espaço.
- O trabalho propiciou aproximação entre os membros do território e do setor público, o que possibilitou adequar e reavaliar as ações públicas, de acordo com as demandas locais.
- As atividades possibilitaram a integração de programas, projetos e ações desenvolvidas pelos parceiros.

CAPÍTULO 3
EDUCAÇÃO E EDUCAÇÃO ALIMENTAR E NUTRICIONAL

OBJETIVOS

Ao término deste capítulo, você estará apto a:

- Compreender o conceito de Educação.

- Compreender o conceito de Educação Alimentar e Nutricional.

- Relacionar os conceitos de Educação e de Educação Alimentar e Nutricional à Segurança Alimentar e Nutricional.

SÍNTESE

O conceito de Educação é bastante amplo e envolve saberes técnicos e populares. Educação e ensino são conceitos que se complementam. A educação pode ser informal, formal e não formal. A educação alimentar e nutricional em comunidades tem como objetivo contribuir para a SAN em âmbito individual, familiar e coletivo, mediante o desenvolvimento da capacidade da população em utilizar os recursos disponíveis e reconhecer como exercer práticas alimentares mais saudáveis. A alimentação não pode se restringir ao ponto de vista biológico, separado do contexto socioeconômico e cultural, devendo ser considerada de forma mais completa.

O que é educação?

É o processo de construção, socialização, troca de experiências sobre a cultura e conhecimento popular e científico acumulados pela humanidade.

Esse processo tem por objetivo o desenvolvimento integral do homem, de suas capacidades físicas, intelectuais e morais, visando não só a formação de habilidades, mas também do caráter e da personalidade social.

A educação possibilita a transformação do indivíduo e o desenvolvimento de suas potencialidades, para a sua autorrealização e para o exercício consciente da cidadania.

Como é possível perceber, a educação "não é a simples transmissão da herança dos antepassados, mas o processo pelo qual também se torna possível a gestação do novo e a ruptura do velho" (Aranha, 2007, p.31).

A educação pode contribuir para a modificação da sociedade e das injustiças sociais?

Não é possível falar sobre educação sem pensar em relação de poder. Afinal, a transformação proporcionada pela educação pode não interessar àqueles que estão no poder político das nações. Ao exercer seu direito de cidadania, o indivíduo, e o grupo social ao qual pertence, promovem transformações na sociedade. Analisam a realidade, formulam soluções e as reivindicam junto aos governantes e à própria sociedade.

Porém, a educação, quando desenvolvida a partir de referenciais autoritários, pode ser instrumento de manutenção da situação de injustiça social, na medida em que não contribuirá para o desenvolvimento do homem como sujeito pensante e capaz de agir sobre o mundo e, ao mesmo tempo, compreender a ação por ele exercida.

Como é que se educa?

São os desafios cotidianos que estimulam o ser humano a aprender e a se desenvolver ao longo de toda a sua existência. Sendo assim, a educação acontece durante o viver, no dia a dia, nas relações que se estabelecem entre os seres e as coisas que existem no mundo, na sociedade.

Existe diferença entre educação e ensino?

A educação e o ensino se complementam. A educação é um conceito amplo, é o processo de desenvolvimento do ser humano. O ensino consiste na transmissão de conhecimentos, que faz parte do processo educativo. É a partir da consciência de sua própria experiência e da experiência da humanidade que o homem tem condições de se formar como um ser moral e político. A informação, ao ser assimilada pelo educando, interfere na sua concepção de mundo.

Quais as diferentes formas de ensinar e educar?

Desde que nasce, o homem é submetido a um intenso processo de aprendizagem, que terminará somente com a morte. Grande parte desse processo não é percebida enquanto se realiza. A educação pode ser classificada em três tipos:

- Educação informal, que não é organizada ou planejada antecipadamente, mas ocorre casualmente a partir das vivências e com base no bom senso. Ocorre na família, na igreja, no trabalho, nos meios de comunicação, nas relações sociais.
- Educação formal, que ocorre na escola. Nesse ambiente, a educação é planejada e segue diretrizes, normas e avaliação estabelecidas externamente.
- Educação não formal, que ocorre no setor de saúde, no sindicato e associações profissionais e em organizações não governamentais. Nesses locais, a educação, apesar de planejada, não segue diretrizes preestabelecidas e avaliação externa. Os educadores nem sempre possuem formação específica para desenvolverem a atividade educativa.

O que é ação educativa?

É o momento em que ocorre o diálogo, a integração, a participação e a construção de vínculos entre os envolvidos, criando uma relação de confiança que se estabelece na interação e permanência do grupo. As ações podem ocorrer de forma organizada, por meio de ações planejadas como: encontros formativos (conteúdos, estratégias adequadas para se alcançar atender às demandas) ou até mesmo por meio das ações do cotidiano, ou seja, pelos encontros não formais.

Um fator primordial para o planejamento e desenvolvimento de uma ação educativa é a forma como a comunicação é desenvolvida, pois influencia de maneira decisiva nos resultados estabelecidos pelo grupo.

Qual a importância da ação educativa para a sociedade?

Pode fortalecer a participação ativa e ampliar a autonomia para as escolhas e práticas mais sustentáveis, favorecendo as mudanças e as transformações necessárias para melhorar a qualidade de vida na perspectiva de garantir seus direitos, incluindo o direito humano à alimentação adequada.

Como os técnicos podem participar das ações educativas?

- Conhecendo a realidade, com visitas aos locais, para estimular a participação da comunidade.
- Escutando as necessidades da comunidade.
- Promovendo atividades adequadas a cada grupo da comunidade.
- Tendo como objetivo a emancipação e identificando o potencial multiplicador das pessoas.
- Compartilhando informações sobre as políticas públicas com os moradores locais.

No caso da experiência do CRSANS-BT, os técnicos estão preparados para planejar essas ações?

Pesquisas foram e estão sendo realizadas a fim de obter aperfeiçoamento teórico-metodológico para implantação de projetos educativos na comunidade nos campos da alimentação, nutrição e saúde. Várias atividades vêm sendo implementadas, tanto para aprimorar a formação dos profissionais quanto para a capacitação dos trabalhadores de diversos setores em projetos educativos, como aqueles relacionados à alimentação e nutrição. Essa capacitação é um processo a longo prazo. Entretanto, as iniciativas realizadas no CRSANS do Butantã, nesses últimos anos, têm demonstrado resultados positivos, tanto para os profissionais envolvidos quanto para os diversos setores da comunidade. Assim, pode-se dizer que esse grupo está preparado para realizar tais atividades.

O que é educação alimentar e nutricional?

Educar sobre alimentação e nutrição é tarefa complexa. O aspecto biológico da alimentação diz respeito à nutrição humana e envolve os conhecimentos sobre o conteúdo nutricional dos alimentos e seu efeito sobre o funcionamento do organismo, assim como os efeitos da carência e/ou excesso nutricional sobre a saúde dos indivíduos.

A alimentação de cada ser humano, cada cidadão, no entanto, não pode ser vista apenas do ponto de vista biológico, separado do contexto sociocultural e econômico que a determina. Além do conhecimento necessário à tomada de decisões que afetam a saúde, é necessário o desenvolvimento de atitudes e condutas relativas ao universo da alimentação.

As atitudes são tomadas tendo como base conhecimentos, crenças, valores e predisposições pessoais, e sua modificação demanda reflexão, tempo e orientação.

É possível perceber que a educação alimentar e nutricional para alcançar seu objetivo deverá promover a socialização do conhecimento, visando à alimentação adequada e saudável, ao resgate do prazer cotidiano do ato de se alimentar, de preparar o alimento e de perceber sabores dos alimentos, de maneira a estimular a autonomia do indivíduo, valorizando e respeitando as especificidades culturais e regionais dos diferentes grupos sociais e etnias na perspectiva da SAN e da garantia do DHAA.

"Educação Alimentar e Nutricional, no contexto da realização do Direito Humano à Alimentação Adequada e da garantia de Segurança Alimentar e Nutricional, é um campo de conhecimento e prática contínua e permanente, transdisciplinar, intersetorial e multiprofissional que visa promover a prática autônoma e voluntária de hábitos saudáveis. A prática da EAN deve fazer uso de abordagens e recursos educacionais problematizadores e ativos que favoreçam o diálogo junto a indivíduos e grupos populacionais, considerando todas as fases do curso da vida, etapas do sistema alimentar e as interações e significados que compõem o comportamento alimentar". (Marco de Referência EAN, 2012).

Qual é o objetivo da Educação Alimentar e Nutricional (EAN) em comunidade?

O objetivo principal da EAN em comunidade é contribuir para a segurança alimentar e nutricional em âmbito individual, familiar e coletivo, ajudando a desenvolver a capacidade da população em selecionar e utilizar melhor os recursos alimentares disponíveis para satisfazer suas necessidades nutricionais, assim como desenvolver capacidade de análise e busca de soluções alternativas para as situações de inadequação alimentar.

Compete à EAN desenvolver estratégias que promovam e valorizem a cultura alimentar, que deverão ser concebidas no reconhecimento da necessidade de respeitar, mas também de modificar crenças, valores, atitudes, representações, práticas e relações sociais que se estabelecem em torno da alimentação e que não contribuam para a promoção da saúde.

A EAN é capaz de modificar a situação nutricional da comunidade?

É frequente encontrar publicações que analisam, criticamente, a pouca efetividade da educação em nutrição, especialmente a realizada pelo setor de saúde para atingir seus objetivos. É menos habitual encontrar propostas simples, que ajudem os educadores de diferentes setores, muitas vezes com escassa experiência e formação nessa área, a formular e desenvolver programas de educação participativos e efetivos.

O desafio da EAN é o de aproximar os múltiplos componentes: cultural, social e ecológico, com a finalidade de promover a saúde e a qualidade de vida por intermédio da ampliação da compreensão sobre a multidimensionalidade da alimentação humana, cujo estudo encontra espaço nas ciências biológicas, humanas, econômicas, tecnológicas, nas artes e na literatura.

Contudo, a EAN é uma estratégia fundamental para mobilização, articulação e informação de todos, que busca a valorização da cultura alimentar, fortalecimento dos hábitos regionais, a redução do desperdício e a promoção do consumo sustentável e da alimentação saudável.

Por que é difícil implementar a EAN?

Porque ela vem sendo construída ao longo do tempo em paralelo ao desenvolvimento da ciência da nutrição e dos referenciais de promoção da saúde.

A história da EAN no Brasil revela que durante várias décadas (1940 a 1960) ela não obteve resultados satisfatórios no tocante à modificação da situação nutricional da população que apresentava altos índices de desnutrição e de fome. O enfoque das ações educativas em nutrição se fundamentava no mito da ignorância popular, que justificaria a situação nutricional nesse período.

Na década de 1970, surgiu o reconhecimento de que a renda era o fator determinante da situação de inadequação nutricional que se verificava na população. Sendo assim, a EAN deixa de ter destaque para dar lugar às ações de desenvolvimento econômico.

Na década de 1980, reconheceu-se a incapacidade da EAN, isoladamente, de promover alterações em práticas alimentares.

Na década de 1990, a EAN retornou ao cenário nacional em virtude do destaque que as ações de promoção de saúde passaram a receber e do reconhecimento da alimentação como direito humano. A Política Nacional de Alimentação e Nutrição (PNAN) enfatiza a necessidade de socializar o conhecimento sobre alimentos e as práticas alimentares saudáveis, que contribuirão para prevenção dos principais agravos de saúde. Nessa década também foi amplamente difundido o conceito de SAN que, para ser alcançado, reconhece a necessidade de ações de promoção de práticas alimentares saudáveis.

> Atualmente, com a revisão da EAN, tivemos avanços conceituais, que ampliam a ação para a busca da promoção do consumo sustentável e alimentação saudável, com olhar ampliado para todas as áreas (saúde, educação, meio ambiente e outras).

O que são práticas alimentares saudáveis?

Práticas alimentares são todas as ações relacionadas com a alimentação. Envolve desde o plantio dos alimentos até as escolhas alimentares, que são realizadas no momento da aquisição do alimento, passando pela forma de armazenamento, combinação e preparo, incluindo o consumo propriamente dito.

As práticas alimentares são influenciadas pelo contexto em que estão inseridas. Os aspectos socioculturais, econômicos e psíquicos exercem forte influência na prática alimentar, assim como o conhecimento sobre as formas de preparo, as características nutricionais dos alimentos e sua relação com a promoção da saúde.

Devem ser considerados ainda os aspectos simbólicos, os valores e as crenças associadas à alimentação que também influenciam sobre a prática alimentar.

> Ampliou-se o entendimento de práticas alimentares, no sentido em que o homem é um sujeito íntegro que está inserido dentro de um ambiente. Dessa forma, podemos perceber que a prática alimentar ultrapassa o entendimento do "que tenho dentro do prato", para questões relacionadas à produção, ao acesso ao alimento, soluções, valorização da cultura alimentar e autonomia alimentar, a valorização do saber popular, a construção de parcerias, o compartilhamento de saberes.

Como está o consumo alimentar da população brasileira atualmente?

O quadro é preocupante. Os resultados das Pesquisas de Orçamento Familiar (POF), de 2008 a 2009, revelaram consumo excessivo de gorduras saturadas, sódio e açúcar. O consumo alimentar brasileiro combina uma dieta à base de arroz e feijão com grande número de produtos alimentícios com elevado teor calórico. A população de mais baixa renda e a população rural ainda consomem mais feijão e milho e preparações à base desses alimentos, mas pouco leite, frutas e hortaliças. À medida que aumenta a renda, o padrão de alimentação se modifica para o consumo de alimentos mais processados. É necessário modificar esse consumo de alimentos mais refinados para o consumo dos mais naturais, incluindo grãos integrais, oleaginosas, hortaliças, frutas e pescados.

Como estão as práticas alimentares?

Com a mudança do estilo de vida, a busca por alimentação mais rápida e prática e a falta de espaços para brincadeiras infantis propiciaram algumas práticas não coerentes com a promoção da qualidade de vida, tais como:

- Consumo excessivo de alimentos industrializados.
- Hábito de se alimentar no sofá, na cama, em frente à TV.
- Consumo de refeição fora de casa.
- Diminuição da compra de ingredientes e aumento da compra de alimentos pré-preparados.
- Aquisição de alimentos estranhos à produção local, vindo de outras regiões.
- Forte influência da publicidade nas escolhas alimentares.
- Escolhas alimentares pautadas pela embalagem do produto, sem considerar a cadeia de produção do alimento.

ATIVIDADE PRÁTICA

Relato de atividade para trabalhar o tema

1. Título: Construção do conceito de educação

2. Objetivos:
   2.1. Operacionais: construir de forma coletiva, por meio de debate, o conceito de educação.
   2.2. Educativos: fazer os participantes reconhecerem os conceitos vivenciados de educação, integrarem os diversos saberes e reconstruírem um conceito adequado para um modelo de ações participativas.

3. Procedimentos:
Todos os participantes foram estimulados a participar da atividade de integração: colocou-se uma música calma, solicitou-se que caminhassem pela sala e que se cumprimentassem, primeiro com o olhar, depois com o sorriso, toque, abraço. A seguir, estimulou-se que seguissem caminhando e percebessem qual era a diferença entre esse caminhar e o primeiro. Após, solicitou-se que permanecessem em pé pela sala em círculo.

3.1. Etapas:

- Etapa 1: Construção de conceitos
Foi exposta a palavra EDUCAÇÃO por meio de um papel de cartolina. Solicitou-se que os participantes ainda em pé expressassem o que vinha à mente após a leitura da palavra. O facilitador anotou essas palavras na lousa e foi elaborando grupos de palavras. À medida que cada componente do grupo contribuía com uma nova palavra, era convidado a se sentar em qualquer lugar. A partir dos grupos de palavras o facilitador definiu o que seria educação para aquele grupo. Anotou-se em uma folha grande o conceito construído.

- Etapa 2: Reflexão
Foi feito o questionamento a respeito de alguma possível experiência educativa que se aproximasse do conceito que foi construído na primeira etapa, ou seja, perguntou-se se na comunidade a educação era baseada nesse conceito. Em caso positivo, onde e por quê. Em caso negativo, o porquê. As respostas foram anotadas pelo facilitador, que questionou, ainda, se todos entendiam EDUCAÇÃO dessa forma e quais outras formas de praticar a EDUCAÇÃO. Refletiu-se com o grupo quais os possíveis resultados dessas diferentes formas de entender a EDUCAÇÃO.

- Etapa 3: Aprofundamento teórico
O facilitador apresentou definições da EDUCAÇÃO tradicional e da problematizadora por meio de frases afixadas na sala. Solicitou que fosse feita leitura em silêncio e que, após a leitura, fossem apresentadas as reflexões realizadas tentando relacionar com o conceito previamente construído. Nesse momento, o facilitador anotou as diferenças apontadas pelos participantes.

- Etapa 4: Internalização
Os participantes foram divididos em três grupos. Solicitou-se que cada grupo encenasse uma ação educativa levando em conta o conceito reelaborado diante de uma situação do cotidiano. Discutiu-se o produto da atividade, solicitando que referissem o que foi fácil e

o que foi difícil na construção da ação educativa. Nesse momento, o facilitador anotou na lousa o que facilita e o que dificulta a construção de uma ação educativa na representação de cada grupo.

- Etapa 5: Fechamento
  Dinâmica: Papel amassado. Solicitou-se que desamassassem. Mostrou-se que o papel, após amassado, não era mais passível de voltar a ser como era. Da mesma forma, foi dito que se esperava que os participantes tivessem saído modificados.
  Solicitou-se que transformassem o papel em uma flor e entregassem para alguém que estava no grupo.

4. Duração:

A duração total dessas cinco etapas foi de 3 horas com a participação de vinte componentes.

5. Materiais:

Os materiais utilizados foram: CD de música calma, CD player, folhas de papel cartolina, fita adesiva, caneta, cavalete, folha de cartolina com a palavra "EDUCAÇÃO", cartazes pré-elaborados com definições de educação.

6. Orientação geral:

Ao facilitador coube o papel de orientar quanto à função de cada grupo, salientar a importância da participação de cada membro, coordenar o tempo de duração de cada atividade, chamar a atenção sobre a importância em não "perder o foco" do tema, sempre agradecendo a participação e motivando para que todos colaborassem na construção da atividade, garantir o ritmo caso diminuísse o repertório do grupo e formular perguntas de forma a manter "aquecida" a discussão.

7. Dicas:

Garantir o registro da atividade, com fotos e filmagens, além de anotar as falas significativas durante a elaboração e a exposição, como estratégia para avaliação e futuras apresentações.

8. Reflexão teórica a partir da atividade:
8.1. Construção do conceito:

Inicialmente, os participantes demoraram a ir a esse local do "acolhimento", pois encontravam-se na integração do café da manhã, mas aos poucos, ao serem solicitados individualmente ou em grupos pequenos, dirigiram-se à mesa de recepção. Essa etapa ocorreu tranquilamente.

A maioria seguiu as solicitações da facilitadora, porém algumas pessoas durante o momento de "caminhar em silêncio", falavam e riam, ainda mantendo contato com outras pessoas. Mas, no geral, incorporaram o objetivo da integração. Foi solicitado que os participantes percebessem a diferença entre os dois tipos de "caminhar", antes e após o contato (visual, tátil etc.) com as outras pessoas.

Nessa etapa, "Construção de conceitos", os participantes estavam em pé em roda e ao falar a palavra que representava EDUCAÇÃO eles poderiam sentar-se. Assim, observou-se que logo após a explicação da facilitadora, os participantes começaram a falar rapidamente para se sentarem rápido e não ficarem entre os últimos. No círculo, os técnicos e a comunidade sentaram-se separados, de um lado a maioria dos técnicos e do outro a maioria da comunidade.

Ao expor a palavra EDUCAÇÃO, o grupo citou: responsabilidade, dever, compromisso, amor, atenção, respeito, bondade alegria, confiança, troca, diálogo, compartilhar, repartir, espaço, oportunidade, dedicar, dedicação, cidadania, futuro, transformação e evolução.

Com essas palavras, o grupo construiu junto o conceito de EDUCAÇÃO:

"Educação é criar oportunidade de troca, respeitando as diferenças, com compromisso, diálogo e dedicação constantes, amor, alegria, atenção e confiança. Compartilhando as responsabilidades, os direitos e os deveres. Participando da construção de espaços de cidadania para evolução e transformação da sociedade".

Esse processo foi mediado pela facilitadora, havendo grande participação do grupo, o que demandou um grande tempo da atividade até todos concordarem que todas as palavras (ideias) citadas estavam contempladas no conceito. A facilitadora tentava ouvir a todos, em vários momentos perguntou se "todos concordavam, o que achavam e se estavam satisfeitos". Apesar de uns participarem mais do que outros, a maioria expressou sua opinião e sugestões, caracterizando uma construção coletiva. Ao final, os participantes mostraram-se satisfeitos.

Após a construção do conceito, a facilitadora solicitou que todos pensassem nas suas experiências, no dia a dia, onde eles conseguiriam aplicar esse conceito que criaram e quais as dificuldades que poderiam encontrar.

Comentários do grupo:

"Eu acho que esse conceito que a gente colocou aí não cabe só nas escolas, acho que cabe em casa com as crianças também, num trabalho com a comunidade."

"Nesse conceito que a gente construiu o diálogo é difícil."

"Utilizamos nas escolas e a dificuldade é no respeito do outro."

"Utilizamos também no ambiente de trabalho e a maior dificuldade é no diálogo e de compartilhar os espaços."

O grupo apontou que já tiveram experiências educativas baseadas nesse conceito construído no ambiente de trabalho, dentro das próprias casas, em instituições como escolas e UBSs e em espaços sociais na comunidade. Citaram que as barreiras encontradas ao utilizarem esse conceito foram: dificuldade de diálogo, de compartilhar espaços, respeito do outro, os diferentes interesses e mudanças do mundo. E as facilidades apontadas ao utilizar esse conceito: a troca, as conversas, o ver junto, o compartilhar o mundo do outro, o diálogo, a discussão, a participação e o construir junto.

Outra questão colocada pela facilitadora para discussão do grupo foi se todos entendiam educação dessa forma construída, e quais seriam as outras formas de praticar a educação e os possíveis resultados.

Comentários do grupo:

"Outro tipo de educação é o das escolas, onde uma pessoa sabe tudo e passa para as outras. "

"Esse tipo de educação também acontece nos consultórios médicos. O médico fica de um lado e nós do outro, muitas vezes com uma cadeira menor."

"No ambiente de trabalho também, as ordens vêm de cima e tem que obedecer, é a questão do poder."

"Nesse outro tipo de educação, só se vê o resultado final e prazos, não importa todo o processo."

"Nesse outro tipo de educação nem sempre consegue-se um resultado..."

"Na relação médico-paciente, por exemplo, é totalmente autoritária, não propicia o aprendizado e a troca."

Além da educação baseada no conceito construído pelo grupo, também foi colocado que existem outras formas de praticar a educação, como a baseada no poder, sem troca, sem o diálogo e cujo resultado final é o mais importante e não o processo. A prática desse tipo de educação resultada na reprodução de ideias, os resultados são passageiros e insatisfatórios ou muitas vezes sem resultados, existe a falta de participação, pois as pessoas ficam acuadas.

Nessa reflexão o grupo apresentava-se menos participativo, as mesmas pessoas expressavam suas opiniões, em vários momentos a facilitadora solicitou a participação do grupo, até incentivando algumas pessoas a falarem chamando-as pelos nomes.

8.2. Aprofundamento teórico:

Foram afixadas na sala frases com outros conceitos de EDUCAÇÃO. Em seguida solicitou-se que os participantes realizassem a leitura em silêncio e expressassem as suas reflexões ao tentar relacionar com o conceito construído.

As frases afixadas:

"É libertar da opressão."

"É construir junto um novo mundo."

"É o processo de construção, troca de experiência da cultura e do conhecimento popular."

EDUCAÇÃO E EDUCAÇÃO ALIMENTAR E NUTRICIONAL **53**

"É a possibilidade de transformação do indivíduo."
"O educador sabe o que é necessário aprender."
"É ensinar o educando a fazer o certo."
"É transmitir conhecimento para quem não tem."

Comentários do grupo:

"Acredito que apenas três dessas frases englobam o conceito construído pelo grupo."

"É libertar da opressão.": "Acho essa frase forte, mas difícil de entender. Uma parte da frase tem a ver com o conceito construído (a integração), mas se afasta do que foi proposto porque falta a troca e o respeito pelos outros. Esta frase está limitada, se afasta do conceito construído."

"O educador sabe o que é necessário aprender.": "Nesta frase parece não haver a troca dos dois lados, os dois sabem."

"É a possibilidade de transformação do indivíduo.": "Não concordo muito com a frase, não é porque sabemos, que temos a prática, ou seja, a ação adequada. Às vezes as pessoas são autoritárias, é preciso rever as atitudes, não há o respeito. Por isso às vezes é difícil, na prática, esse conceito."

Nesse momento, uma das participantes sugeriu que fosse incluída, no conceito construído pelo grupo, a questão das diferenças.

Assim, no geral, o grupo percebeu que os conceitos apresentados pela facilitadora por meio de frases se afastavam do proposto pelo grupo, pois não incluíam questões como a integração, a inclusão, respeito pelo outro, parecia não haver a troca entre o educador e o educando, a participação e a revisão das atitudes.

Nessa etapa, o grupo estava um pouco disperso, então a facilitadora pediu silêncio várias vezes, pois havia muitas conversas paralelas.

8.3. Internalização:

Formaram-se três grupos, com o propósito de que cada grupo representasse uma cena de uma Ação Educativa que considerasse o conceito elaborado numa situação do dia a dia. Após a apresentação, cada grupo comentou o que facilita e o que dificulta a construção de uma Ação Educativa.

• Grupo 1: processo de elaboração: observando-se de fora do grupo, verificou-se que inicialmente quem se expressava mais era um componente do grupo, com sugestões de outros três. Os outros participantes pareciam ouvir mais.

Apresentação: representaram o momento da refeição na escola. Pontos abordados: preparo do sopão, mãe voluntária que também auxiliou no preparo da refeição, a distribuição do sopão às crianças durante a refeição, lavagem das mãos das crianças antes das refeições, crianças que não gostam de hortaliças, a reza como forma de agradecimento, as "tias" que distribuem as refeições demonstrando-se autoritárias (ameaçavam as crianças que não comiam e não rezavam), doação do sopão para as crianças levarem para casa ao final do dia (enfatizavam a questão da solidariedade).

• Grupo 2: processo de elaboração: observando-se de fora do grupo, verificou-se que inicialmente quem se expressava mais eram dois componentes do grupo, com sugestões de outros três. Os outros participantes pareciam ouvir mais.

Apresentação: representaram um grupo de idosos que planejavam atividades culturais. Pontos abordados: a participação coletiva, a coordenadora do grupo de idosos sugeria atividades ao grupo, mas também perguntava o que eles gostariam de fazer e ouvia as sugestões do grupo, tentando, juntos, viabilizar essas atividades.

• Grupo 3: processo de elaboração: observando-se de fora do grupo, verificou-se que inicialmente quem se expressava mais era um componente do grupo, com sugestões também de outros três. Os outros participantes pareciam ouvir mais.

Apresentação: representaram um senador que em visita à comunidade apresentava propostas que não lhes interessavam. Pontos abordados: uma pessoa que vai até a comunidade fazer propaganda do que já fez e o que poderia fazer em benefício da comunidade (promessas), porém essas promessas não estão de acordo com as necessidades da comunidade, então esta não se interessa e não apoia a iniciativa. Nessa atividade, por causa da grande exposição que é a representação (o teatro), inicialmente algumas pessoas hesitaram em participar, ainda mais com a filmagem, mas logo que começaram a elaboração das cenas ficaram empolgadas e pareciam gostar muito.

Comentários do grupo:

"O grupo 1 demonstrou o autoritarismo, nem sempre todos sabem rezar."

"O tempo foi muito curto para representar um tema como a educação, que é muito importante e amplo."

"O grupo 3 representou o político que vai até a comunidade e deduz do que ela precisa. Todos os grupos enfocaram o poder e a falta de diálogo, é difícil seguir o conceito de educação construído."

"Todos os grupos, de forma leve (ou não), tinha um pouco da autoridade, falta de diálogo, o poder..."

"O nosso grupo (grupo 2) montou uma dramatização baseada na experiência dos integrantes das instituições da comunidade, focaram na realidade, que foi o grande número de idosos no Jd. Jaqueline."

"O grupo baseou-se nas experiências de cada integrante. Tive dificuldade de expor as minhas ideias dentro do grupo, de compartilhar. Mas com as experiências contadas pelas pessoas do grupo, pude conhecer outras realidades."

"Foi difícil escolher um, por causa das diferentes experiências, cada um tem a sua experiência. No início foi difícil escolher o que representar, mas depois, conversando, entramos em acordo."

9. Avaliação geral da atividade:

Segundo os grupos, o que facilita o trabalho educativo é conhecer as experiências, conhecer o público e o diálogo. E dificultam a construção de uma ação educativa a falta de compartilhar, a exposição, as diferentes experiências, o tempo limitado (curto).

PARTE 2
ESTUDO DE CONCEPÇÃO

A primeira fase de um processo de planejamento consiste no estudo e na análise dos problemas da comunidade, identificando os fatores causais que serão considerados. O método de análise causal tem demonstrado grande utilidade para realizar o diagnóstico nutricional de populações. Consiste em construir um esquema que identifique a rede de fatores que determina o estado nutricional em um contexto específico para ajudar a escolher os objetivos da intervenção. Nesse modelo, é possível identificar comportamentos sobre os quais se pode focalizar a intervenção. Nesse caso, a intervenção poderá ser considerada educativa e, portanto, será necessário estudar cuidadosamente os fatores que influenciam tais condutas, práticas ou hábitos que se deseja modificar. Essa etapa é denominada diagnóstico educativo (FAO, 2000). Nessa fase, portanto, deve-se estabelecer quais são os problemas locais, identificar a rede causal e elaborar o diagnóstico educativo.

CAPÍTULO 4

SITUAÇÃO DE SEGURANÇA ALIMENTAR E NUTRICIONAL

OBJETIVOS

Ao término deste capítulo, você estará apto a:

- Reconhecer a necessidade de coletar informações sobre a situação local, antes de iniciar o planejamento da ação educativa em Segurança Alimentar e Nutricional (SAN).
- Selecionar as informações que permitam descrever a situação de SAN da comunidade local a que se aplicará a ação educativa.
- Identificar as diferentes fontes e registros de informações e instrumentos de coleta de dados existentes sobre a situação de SAN local.
- Identificar os problemas relacionados com a coleta de informações.

SÍNTESE

Para que seja bem-sucedido em seu trabalho, o líder comunitário deve compreender que é essencial coletar informações apropriadas antes de iniciar o planejamento da ação educativa em SAN. Os dados iniciais descrevem a situação anterior à execução da ação educativa em SAN. Os dados utilizados para medir as mudanças ocorridas durante o desenvolvimento da ação educativa são chamados indicadores. Fazer uma amostra é selecionar um adequado número de pessoas representativas de um grupo, em vez de colher informações sobre cada membro da comunidade. Eventualmente, pode haver limitações e problemas para a coleta de informações, mas é necessário que se observe a importância dessa etapa do processo. Caso contrário, a sua não realização poderá ter como consequência a perda de tempo e de dinheiro sem que se alcance o resultado esperado. O líder comunitário deve obter a confiança da comunidade antes de iniciar seu projeto. Esse é um requisito importante.

Por que é importante conhecer a situação de SAN local?

Para identificar a dimensão, as causas e as consequências da situação existente.

Por que é essencial coletar informações sobre os atores e instituições que desenvolvem ações locais em SAN antes de iniciar um projeto de educação nutricional em SAN?

- Para conhecer potenciais parceiros para o desenvolvimento do projeto. Por exemplo: empresas, instituições de ensino superior, organizações não governamentais, igrejas, instituições religiosas, fundações e centros de referência em segurança alimentar e nutricional, unidades básicas de saúde, unidades de saúde da família, entre outros.
- Para viabilizar e firmar acordos entre parceiros visando o planejamento e execução dos projetos.
- Para conhecer as ações, atividades e recursos de organizações governamentais, não governamentais e de instituições privadas relacionadas à SAN existentes na localidade.
- Para conhecer o grau de organização local, conhecer dirigentes e lideranças e saber como eles estão vinculados às organizações;
- Para determinar possíveis atividades ou intervenções que devem ser realizadas com os recursos existentes.
- Para determinar modificações que devem ser feitas nos programas existentes, visando utilização mais racional de recursos.

Portanto, o estabelecimento das parcerias possibilita a identificação dos problemas, viabilizando, por meio do reconhecimento da situação local e dos recursos existentes, a decisão do que deve ser feito e a avaliação das modificações produzidas, durante e após a implementação do(s) projeto(s) educativo(s) em SAN. A constituição de um grupo de trabalho com representantes das instituições locais é importante nesse momento.

Qual a primeira tarefa a ser desenvolvida?

O grupo de trabalho terá como tarefa a identificação da dimensão, dos fatores de risco e das consequências da situação de SAN local.

Uma vez coletadas as informações necessárias para avaliar a situação atual, pode-se chegar a algumas conclusões sobre o que se deve fazer

SITUAÇÃO DE SEGURANÇA ALIMENTAR E NUTRICIONAL **61**

para melhorá-la. É importante destacar que a decisão sobre o que deverá ser feito para solucionar o(s) problema(s) encontrado(s) deverá ser compartilhada com a população beneficiária.

Diante da constituição de um grupo de trabalho, como iniciar as atividades?

Ao iniciar o trabalho, as primeiras perguntas que o grupo deve fazer são:

- Quais são os problemas alimentares e nutricionais que afetam a população da comunidade?
- Quais os grupos mais vulneráveis?
- Existe produção local de alimentos? De quais alimentos?
- Essa produção recebe subsídios? De quem?
- Essa produção tem escoamento garantido?
- Quais as formas de comercialização local de alimentos?
- Quais os tipos de alimentos comercializados?
- Existe distribuição/doação de alimentos? Quais as instituições responsáveis? Quem são os beneficiários?
- Quais os alimentos mais consumidos?
- Quais as causas dos problemas encontrados?
- Quais são as possibilidades e limitações para resolver os problemas identificados?
- A população vulnerável percebe que estes problemas existem e podem ou devem ser solucionados?

Como definir o objetivo principal da atividade?

Para responder a essas questões, o grupo necessita formular outras questões que permitam precisar o objetivo do trabalho:

- De quais informações necessito?
- Para que necessito de informações?
- Onde posso encontrar as informações?
- Como posso obter as informações?
- Quando obter as informações?
- Que informações são necessárias?

Dependendo dos objetivos do diagnóstico da situação local de SAN determinam-se as informações a serem coletadas. Por exemplo, alguns objetivos podem ser:

- Identificar problemas relacionados à SAN mais frequentes na comunidade e a distribuição dos grupos populacionais vulneráveis.
- Estabelecer as causas dos problemas relacionados à SAN que afetam a população.
- Identificar os programas, ações e projetos desenvolvidos com a finalidade de contribuir com a solução dos problemas identificados.

Ao definir os objetivos do diagnóstico será possível selecionar variáveis específicas que permitirão a análise dos problemas detectados para cada local.

Que variáveis podem ser utilizadas para descrever a situação?

Exemplo de variáveis:

Informações sobre a vulnerabilidade social local:

- Renda.
- Educação.
- Situação de moradia.
- Situação de inclusão social e de trabalho.

Informações relacionadas à SAN:

1. Insegurança alimentar.
2. Produção de alimentos:
   - Horta comunitária, doméstica, escolar ou comercial.
   - Cultivo de hortifrúti granjeiros e criação de animais.
   - Utilização de agrotóxicos/fiscalização.
   - Plantação orgânica.
3. Abastecimento e acesso:
   - Locais de comercialização de alimentos.
   - Ações de transferência de alimentos, como, por exemplo, doação, colheita urbana, banco de alimentos e programas governamen-

SITUAÇÃO DE SEGURANÇA ALIMENTAR E NUTRICIONAL **63**

tais (informações adicionais: planejador, executor, público-alvo, critério de inclusão e contrapartida do beneficiário).

4. Ações educativas:
   - Ações educativas relacionadas à SAN (informações adicionais: local, frequência, planejador, executor, público-alvo, critério de inclusão do público-alvo, método, estratégia, planejamento, material utilizado, participativa ou não participativa, registro e tipo de avaliação).

5. Qualidade da alimentação:
   - Práticas alimentares promotoras de saúde.
   - Qualidade das refeições produzidas nas instituições locais.

6. Saúde:
   - Serviços locais de saúde (informações adicionais: especialidades e atendimento nutricional).
   - Estado nutricional de grupos específicos (pré-escolares, escolares e adolescentes institucionalizados ou não, gestantes e idosos).

Como as variáveis podem ser identificadas?

Para avaliar os efeitos de um programa é necessário dispor de alguns dados que podem ser medidos periodicamente, a fim de observar as mudanças ocorridas e avaliar os resultados.

Um indicador pode ser definido como um índice usado para medir uma variável de interesse. Deve reunir os seguintes requisitos: ser de fácil aplicação, ou seja, coleta não complicada (operacionalidade), ter um custo satisfatório (factibilidade), que meça o que se deseja medir (validade), que possibilite resultados similares ao ser usado por outras pessoas (objetividade) e que possa captar as mudanças ocorridas na situação (sensibilidade).

Ao medir as mudanças, os indicadores permitem controlar o progresso de um projeto. Geralmente se expressam em números absolutos ou relativos.

Exemplo de indicadores: (veja Quadro 4.1)

Para variável *informações sobre vulnerabilidade social*:
- Anos médios de estudo.
- Responsáveis pelo domicílio.

- Rendimento médio.
- Porcentagem de crianças e de idosos.

Para variável *informações sobre SAN*:

- Porcentagem de domicílios em insegurança alimentar.
- Número de hortas orgânicas e convencionais.
- Número de hortas comunitárias: escolares, domésticas e comerciais.
- Porcentagem de famílias que criam animais para consumo alimentar.
- Porcentagem de locais que comercializam hortaliças e frutas.
- Número de beneficiários das ações de transferência de alimentos locais.
- Porcentagem de instituições com adequação do cardápio.
- Porcentagem de não conformidades encontradas na produção de refeições.
- Porcentagem de excesso de peso e de obesidade.
- Porcentagem de desnutrição.
- Porcentagem de carências nutricionais específicas.
- Porcentagem de doenças crônicas não transmissíveis.

Ao escolher os indicadores, é conveniente incluir alguns que permitam saber se o projeto está produzindo alguns efeitos colaterais não previstos.

Onde obter informações sobre a situação local?

Em uma primeira etapa, o grupo de trabalho deve procurar as informações relacionadas com os problemas de seu interesse.

Nos municípios e distritos pode-se obter informações a respeito de programas e projetos que são controlados em âmbito central, da organização administrativa de setores distintos e de organizações não governamentais que operam na área de alimentação e nutrição.

Pode-se obter informações sobre vulnerabilidade social junto aos órgãos governamentais ligados a assistência social e/ou desenvolvimento social.

É provável que a Unidade Básica de Saúde ou a Unidade de Saúde da Família disponham de informações sobre o estado nutricional de crianças, gestantes, adultos e idosos, além de dados sobre programas governamentais atuantes no local. Esses dados podem ter sido obtidos mediante tomada de peso e estatura dos beneficiários do Programa Bolsa Família, tomada de peso e estatura dos escolares mediante o Programa Saúde na Escola, acompanhamento dos cadastrados nas unidades e inserção no Sistema de Vigilância Alimentar e Nutricional, entre outras. O setor agropecuário e/ou as subprefeituras, quando existirem, poderão dispor de informações sobre a produção local de alimentos de origem animal e vegetal. Cada município insere os dados da comunidade conforme o compromisso assumido e os recursos humanos existentes e por este motivo é necessário que o grupo verifique, no seu caso, qual a melhor maneira de obter as informações.

É necessário que haja coleta de dados de toda a população estudada?

Depende. De acordo com o tamanho da população e o tempo disponível, é possível que os pesquisadores precisem selecionar uma amostra (parte da população) que seja representativa.

As instituições de ensino que atuam no local também podem ser fontes de informação sobre a situação nutricional de grupos específicos, além de fornecer informações sobre ações educativas em SAN.

Quando usamos dados já existentes nas instituições ou os obtemos a partir de publicações de fontes reconhecidas, estamos recorrendo a fontes secundárias de informação. A informação primária é a que é coletada diretamente da comunidade.

As fontes secundárias de informação permitem uma apreciação geral da situação existente, antes de se começar a trabalhar com a comunidade e definir, em conjunto, o tipo de intervenção que é necessária e que é possível fazer.

Por que é importante partir da informação existente?

- Porque nos permite reconhecer a realidade local já documentada e, assim, avaliar mais rapidamente a situação de SAN local.
- Porque evita a duplicação de esforços com a produção de informações que já estão disponíveis.

GUIA DE SEGURANÇA ALIMENTAR E NUTRICIONAL

- Porque, ao conhecer os programas e projetos que estão sendo realizados na localidade, podemos articular nossos esforços com os de outros agentes de outros setores.

Em quais casos é necessário colher informações diretamente da comunidade?

Em várias circunstâncias é necessário colher informações diretamente da comunidade. Por exemplo, no caso em que se requer informações sobre a situação de insegurança alimentar, requisito essencial quando se planeja uma intervenção destinada a promoção da SAN, e essas informações não estão disponíveis.

Como obter dados/informações sobre a comunidade?

Quando se trata de conseguir informações específicas do grupo (população-alvo) com o qual se deseja trabalhar, o grupo de trabalho pode fazer entrevistas, inquéritos, observar o comportamento das famílias em suas casas ou realizar uma reunião com um grupo de pessoas com características e interesses comuns, dependendo do objetivo que se pretende alcançar. Podem ser utilizados questionários ou formulários já existentes e validados ou especialmente formulados para o projeto.

Quanto às informações disponíveis, onde mais elas se encontram?

Pode-se encontrar informações em alguns sites, como, por exemplo, o portal do Ministério da Saúde, do Instituto Brasileiro de Geografia e Estatística (IBGE), da Organização Mundial da Saúde (OMS) e do Centro de Vigilância Epidemiológica da Secretaria Estadual da Saúde[1].

É importante ter dados atuais e específicos da sua comunidade?

Sim. É necessário manter as informações sobre a disponibilidade e o consumo de alimentos de distintos setores da população atualizadas, pois este é um requisito essencial quando se planeja uma intervenção destinada

---

[1] Nas Referências constam outros sites interessantes.

SITUAÇÃO DE SEGURANÇA ALIMENTAR E NUTRICIONAL **67**

a incrementar produção, disponibilidade e consumo de determinados alimentos. O Quadro 4.1 apresenta alguns exemplos de variáveis e indicadores.

Quadro 4.1: Exemplos de variáveis e indicadores.

Variáveis		Indicadores
Vulnerabilidade social local		Anos médios de estudo do responsável pelo domicílio
		Porcentagem de responsáveis pelo domicílio com ensino fundamental completo, no total de responsáveis do setor censitário
		Porcentagem de responsáveis com rendimento de até 3 salários mínimos, no total de responsáveis do setor censitário
		Porcentagem de responsáveis pelo domicílio, alfabetizados, no total de responsáveis do setor censitário
		Rendimento médio do responsável pelo domicílio
		Idade média do responsável pelo domicílio
		Porcentagem de responsáveis pelo domicílio com idade entre 10 e 29 anos, no total de responsáveis do setor censitário
		Porcentagem de crianças de 0 a 4 anos, no total da população residente do setor censitário
Insegurança alimentar		Escala brasileira de insegurança alimentar - Ebia (vide Quadro 4.2)
Produção de alimentos	Horta comunitária, doméstica, comercial e escolar	N° de hortas comunitárias/habitante
		N° de hortas domésticas/domicílio
		N° de hortas escolares/unidade escolar
		N° de hortas comerciais/habitante
		Volume produzido/habitante
		Tipo de cultivo – orgânico e convencional
		Destino da produção

▶

Variáveis		Indicadores
Produção de alimentos	Cultivo de hortifrutigranjeiro e criação de animais	N° de produtores/habitante
		Volume da produção
		Destino da produção Tipo de criação e/ou cultivo
Abastecimento e acesso	Locais de comercialização	N° locais/habitante
		Tipo de comércio
		Porcentagem de estabelecimentos que comercializam frutas, verduras e legumes, e biscoito e salgadinhos
		Preço de frutas, verduras e legumes/tipos de estabelecimento
		Forma de pagamento
	Ações de transferência de alimentos	N° de famílias por tipo de ação governamental e não governamental/ N° de domicílios da comunidade
		N° de beneficiários/total da população-alvo
Ações educativas	Educação alimentar	N° de ações educativas/local
		N° de ações contínuas
Qualidade dos alimentos	Práticas promotoras de saúde	N° de instituições que produzem refeição e recebem subsídio/N° total de instituições
		Avaliação Qualitativa de Preparação de Cardápios
	Qualidade dos alimentos produzidos no local	Lista de verificação: seguimento das boas práticas na produção dos alimentos
Saúde	Mortalidade infantil	Coeficiente de Mortalidade Infantil Razão de mortalidade proporcional
	Morbidade infantil e em adolescentes	Porcentagem de desnutrição Porcentagem de excesso de peso e de obesidade Porcentagem de carências nutricionais específicas

Variáveis		Indicadores
Saúde	Mortalidade geral	Coeficiente de Mortalidade Geral Razão de mortalidade proporcional – maiores de 50 anos
	Morbidade em adultos e em idosos	Porcentagem de desnutrição Porcentagem de excesso de peso e de obesidade Porcentagem de carências nutricionais específicas Porcentagem de doenças crônicas não transmissíveis
	Serviços de saúde	Nº de serviço/habitante
		Tipo de serviço/habitante

O levantamento dos dados e os resultados obtidos justificam a necessidade ou não do desenvolvimento de um projeto na região.

Como saber se uma unidade que produz refeições está adequada?

Para analisar o local que produz refeições, é utilizada uma lista de verificação com itens que determinam o padrão de segurança contido em manuais de boas práticas, que são manuais onde constam todos os processos adequados que contemplam a cadeia do alimento, desde o momento no qual é adquirido. Toda a unidade produtora de refeições deve ter um manual de boas práticas correlato à sua realidade. A lista de verificação a ser aplicada baseia-se em itens relacionados às instalações físicas, equipamentos e utensílios, processos e produtos, higiene ambiental e pessoal, fluxo de produção e armazenamento de produtos processados (Marques e Silva, 2013). Com base no padrão de qualidade constante no Manual de Boas Práticas, é feita a avaliação da adequação ou não do item avaliado. Itens não conformes deverão ser revistos e melhorados.

Como analisar cardápios após a coleta dos dados?

Existem algumas formas de avaliar cardápios, dependendo do objetivo. Citam-se duas formas:

- A Análise Qualitativa das Preparações do Cardápio, proposta por Proença et al. (2005), abrange a composição das preparações, suas cores, as técnicas de preparo empregadas, as repetições do cardápio, as combinações, os tipos e os percentuais de ofertas, bem como características dos alimentos.

De maneira resumida, esse método consiste na avaliação da porcentagem de frituras, frutas, folhosos, alimentos ricos em enxofre, alimentos de cores iguais, carnes gordurosas, doces e combinação de doces e/ou frituras e/ou carnes gordurosas.

Quanto mais adequada a oferta de frutas e de folhosos, quanto maior a variação e harmonia de cores e quanto menor a oferta de carnes gordurosas, frituras, doces, combinação no mesmo cardápio de doces, frituras e carnes gordurosas, assim como quanto mais se evita o excesso de alimentos ricos em enxofre, mais adequado estará o cardápio.

- Avaliação da qualidade do cardápio mediante o levantamento das porções oferecidas referentes aos grupos da Pirâmide Alimentar — adaptada à população brasileira (Philippi, 1999) — consiste na avaliação global do cardápio, com base nas preparações que o compõem. Para a avaliação, identificam-se as preparações e os alimentos prevalentes em cada uma delas para verificar a que grupo pertencem. Os alimentos/preparações são divididos nos seguintes grupos: cereais e tubérculos (cujo principal nutriente é o carboidrato), leguminosas, carnes e ovos, e leites (provedores de proteínas), verduras e legumes e frutas (ambos têm vitaminas, minerais e fibras como principais nutrientes), açúcares (ricos em carboidratos simples) e óleos e gorduras (contêm alta densidade energética). Identifica-se a quantidade oferecida de cada grupo e o número de refeições distribuídas, estima-se quanto coube a cada usuário e compara-se a oferta alimentar com o número de porções recomendadas por grupo de alimentos, segundo a Pirâmide Alimentar adaptada à população brasileira.

É importante ressaltar que ambos os métodos citados baseiam-se em estimativas de oferta e não de consumo alimentar individual.

E a segurança alimentar e nutricional? Existe algum instrumento específico?

Sim, existe um questionário sobre a situação de segurança alimentar familiar, que vem sendo utilizado pelo IBGE. (ver Quadro 4.2)

A situação de insegurança alimentar e nutricional familiar pode ser diagnosticada por meio da aplicação de um questionário, que é uma adaptação à realidade brasileira de um instrumento proposto pelo Departamento de Agricultura dos Estados Unidos (USDA).

O questionário é composto por 14 questões de múltiplas alternativas, que abordam a experiência de insuficiência alimentar, nos últimos três meses, em seus diversos níveis de intensidade, representada pela preocupação de que a comida possa vir a faltar e pela vivência de passar um dia todo sem comer. Para cada resposta do questionário, atribui-se uma pontuação, que varia de 0 ponto (resposta não ou não sabe) a 1 ponto (resposta sim). Somando-se a pontuação total das respostas dadas, pode-se classificar as famílias conforme a Escala Brasileira de Insegurança Alimentar (Ebia).

Conforme a Ebia, domicílios com menores de 18 anos serão classificados em:
- Segurança alimentar, se apresentarem como pontuação total das respostas dadas 0 ponto.
- Insegurança leve, se apresentarem como pontuação total das respostas dadas 1 a 5 pontos.
- Insegurança moderada, se apresentarem como pontuação total das respostas dadas 6 a 9 pontos.
- Insegurança grave, se apresentarem como pontuação total das respostas dadas 10 a 14 pontos.

Em domicílios sem menores de 18 anos, a classificação pela Ebia dá-se como:
- Segurança alimentar, se apresentarem como pontuação total das respostas dadas 0 ponto.
- Insegurança leve, se apresentarem como pontuação total das respostas dadas 1 a 3 pontos.
- Insegurança moderada, se apresentarem como pontuação total das respostas dadas 4 a 5 pontos.
- Insegurança grave, se apresentarem como pontuação total das respostas dadas 6 a 8 pontos.

72 GUIA DE SEGURANÇA ALIMENTAR E NUTRICIONAL

▶

> **Importante:** o questionário sobre a situação de segurança alimentar deve ser respondido pelo responsável pela família. Com o somatório da pontuação atribuída a cada resposta dada, a família será classificada em situação de segurança/insegurança alimentar, segundo a Ebia.
> **Dica:** Como o questionário sobre a situação de Segurança Alimentar domiciliar pode causar certo constrangimento por abordar situações de privação de alimentos e fome a que são submetidas as famílias, recomenda-se que a aplicação do questionário seja realizada de forma respeitosa, em um ambiente reservado e por pessoal treinado.
> É fundamental que o entrevistador siga todas as orientações contidas no próprio questionário.

Quadro 4.2: Perguntas da Escala Brasileira de Insegurança Alimentar (Ebia).

Número da pergunta	Enunciado
1	Nos últimos três meses, os moradores deste domicílio tiveram a preocupação de que a comida acabasse antes que tivessem dinheiro para comprar mais comida?
2	Nos últimos três meses, os alimentos acabaram antes que os moradores desse domicílio tivessem dinheiro para comprar mais comida?
3	Nos últimos três meses, os moradores desse domicílio ficaram sem dinheiro para ter uma alimentação saudável e variada?
4	Nos últimos três meses, os moradores desse domicílio comeram apenas alguns poucos tipos de alimentos que ainda tinham, porque o dinheiro acabou?
5	Nos últimos três meses, algum morador de 18 anos ou mais de idade deixou de fazer alguma refeição porque não havia dinheiro para comprar a comida?
6	Nos últimos três meses, algum morador de 18 anos ou mais de idade, comeu menos do que achou que devia, porque não havia dinheiro para comprar comida?
7	Nos últimos três meses, algum morador de 18 anos ou mais de idade sentiu fome, mas não comeu, porque não tinha dinheiro para comprar comida?

▶

8	Nos últimos três meses, algum morador de 18 anos ou mais de idade ficou um dia inteiro sem comer ou teve apenas uma refeição ao dia, porque não tinha dinheiro para comprar a comida?
9	Nos últimos três meses, os moradores com menos de 18 anos de idade não puderam ter uma alimentação saudável e variada, porque não havia dinheiro para comprar comida?
10	Nos últimos três meses, os moradores menores de 18 anos de idade comeram apenas alguns poucos tipos de alimentos que ainda havia neste domicílio, porque o dinheiro acabou?
11	Nos últimos três meses, algum morador com menos de 18 anos de idade comeu menos do que você achou que devia, porque não havia dinheiro para comprar a comida?
12	Nos últimos três meses, foi diminuída a quantidade de alimentos das refeições de algum morador com menos de 18 anos de idade, porque não havia dinheiro suficiente para comprar a comida?
13	Nos últimos três meses, algum morador com menos de 18 anos de idade deixou de fazer alguma refeição porque não havia dinheiro para comprar a comida?
14	Nos últimos três meses, algum morador com menos de 18 anos de idade sentiu fome, mas não comeu porque não havia dinheiro para comprar mais comida?

Que problemas podem estar relacionados com a coleta de informações?

Recorrer a um número de variáveis superior àquelas que serão necessárias pode levar tempo extenso e causar desgaste no grupo de trabalho. Quando se está certo das variáveis necessárias, ainda assim pode haver demora, em especial quando se depende, por exemplo, de ações governamentais para a utilização de dados secundários.

É importante que os indicadores estejam bem definidos para não haver confusão na análise de dados.

No caso da coleta de dados para o desenvolvimento do estudo (dados primários), os problemas podem advir da falta de uniformização dos dados, por exemplo, por falta de treinamento dos pesquisadores ou por uso de instrumentos de coleta de dados inadequados.

ATIVIDADE PRÁTICA

Exemplos de atividade para trabalhar o tema

1ª Atividade:
1. **Título:** Avaliação da insegurança alimentar
2. **Objetivos:**
   2.1. Operacionais: identificar de forma coletiva a prevalência de famílias com insegurança alimentar no entorno do local onde será desenvolvido o projeto.
   2.2. Educativos: que os participantes saibam aplicar o indicador referente à insegurança alimentar.

3. **Procedimentos:**
Todos os participantes serão estimulados a participar da atividade. Estes serão divididos em grupos e cada grupo deverá coletar dados de insegurança alimentar com base na Ebia, tabular os dados e interpretá-los.

2ª Atividade:
1. **Título:** Identificação de problemas alimentares e nutricionais

2. **Objetivos:**
   2.1. Operacionais: identificar de forma coletiva os problemas alimentares e nutricionais mais comuns na região.
   2.2. Educativos: que os participantes saibam reconhecer os problemas alimentares e nutricionais da região e agrupá-los segundo famílias.

3. **Procedimentos:**
   3.1. Etapas:
   • Etapa 1: Nesta atividade, os participantes se organizam em grupos de 3 ou 4 pessoas para começar a desenvolver a proposta do projeto que apresentarão no encerramento do curso. Esses gru-

SITUAÇÃO DE SEGURANÇA ALIMENTAR E NUTRICIONAL 75

pos continuarão trabalhando juntos na maior parte das unidades. Durante as unidades anteriores, os participantes terão tido a oportunidade de revisar os elementos para a realização de um diagnóstico local. Nessa etapa, os participantes explicarão os problemas alimentares e nutricionais de suas localidades de origem, com base na informação previamente solicitada e no seu conhecimento da realidade, responderão a pergunta: "Quais são os problemas alimentares e nutricionais mais comuns em minha localidade?".

- Etapa 2: Cada participante do grupo recebe 3 a 4 cartões para listar os principais problemas alimentares e nutricionais existentes em sua localidade. Tempo estimado: 5 minutos.

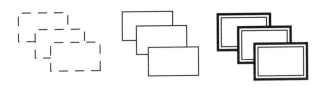

- Etapa 3: Cada grupo disporá de um painel em papel.
- Etapa 4: O moderador (indicado pelo grupo) reunirá os cartões escritos e os colocará sobre o painel.

PAINEL
Principais problemas alimentares e nutricionais existentes em sua localidade

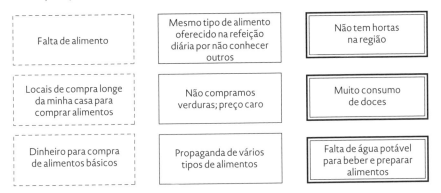

Uma vez que todos os cartões tenham sido colocados, o grupo redistribuirá os cartões, ordenando-os segundo áreas ou famílias de problemas. Os cartões serão novamente pregados no papel, sob um subtítulo que identifique cada área.

4. Resultados:

Ilustração de painel de definição de problemas segundo áreas ou família de problemas.

PAINEL
Principais problemas alimentares e nutricionais existentes em sua localidade, segundo áreas ou famílias de problemas, reorganizados por subtítulo.

RENDA	ACESSO	INFORMAÇÃO-CONHECIMENTO
Falta de alimento	Falta de água potável para beber e preparar alimentos	Propaganda de vários tipos de alimentos
Não compramos verduras, preço caro	Não compramos verduras; preço caro	Muito consumo de doces
Dinheiro para compra de alimentos básicos	Não tem hortas na região	Mesmo tipo de alimento oferecido na refeição diária por não conhecer outros
	Locais de compra longe da minha casa para comprar alimentos	

CAPÍTULO 5
TOMADA DE DECISÕES

OBJETIVOS

Ao término deste capítulo, você estará apto a:

- Estabelecer prioridades entre as necessidades detectadas na análise da situação alimentar e nutricional.
- Analisar a possibilidade de realizar projetos para contribuir para a satisfação das necessidades encontradas.
- Decidir qual o projeto a ser realizado com os recursos humanos, materiais e tempo disponíveis.

SÍNTESE

A interpretação das informações coletadas durante a etapa de diagnóstico e a reflexão sobre os resultados obtidos permitem a identificação dos problemas que afetam a situação alimentar e nutricional da população e a determinação da tomada de decisão para sua solução, de acordo com as condições e recursos existentes na localidade.

A participação ativa da comunidade na decisão de desenvolver um projeto é essencial para o alcance dos seus objetivos. O agente de campo deve estimular e promover a participação, usando as técnicas apropriadas. Toda vez que um problema é identificado e é preciso adotar uma decisão a respeito, é necessário enfrentar diversas opções, que vão desde não atuar imediatamente, até escolher uma alternativa mais apropriada para contribuir para sua solução, de acordo com as necessidades e recursos disponíveis.

Quais elementos devem ser considerados antes de se adotar uma decisão?

- Análise das informações disponíveis, para compreender a situação e determinar quais os problemas existentes.
- Reconhecimento e valorização pelos participantes (dos problemas identificados) de que existe necessidade de solução.
- Estabelecimento de prioridades frente aos problemas identificados.
- Identificação das possibilidades de resolvê-los com os recursos existentes, levando em conta que é possível que os resultados nem sempre sejam condizentes com o esperado.
- Verificação da necessidade de envolver diferentes setores na busca da solução dos problemas detectados.

De que forma os diferentes segmentos priorizam a tomada de decisões?

Mediante a detecção de problemas, podem haver conflitos de prioridades entre os segmentos participantes em função dos objetivos particulares de cada um, bem como da capacidade de resolução dos problemas identificados.

- Para a comunidade, é provável que a tomada de decisões tenha como prioridade solucionar a insatisfação do atendimento às suas necessidades imediatas, como a falta de alimentos em nível familiar, a falta de emprego ou renda, a falta de creches, problemas na disponibilidade de água, habitação e outros. Essas situações requerem soluções urgentes que, não sendo consideradas, podem representar um sério obstáculo para qualquer iniciativa diferente desse enfoque.

A tomada de decisões, no entanto, não deve se restringir à resolução de problemas imediatos, o que pode interferir na garantia do direito de políticas sustentáveis.

- Para os órgãos do governo, especialmente do setor de saúde e desenvolvimento social, alguns dos critérios para priorizar um problema alimentar e nutricional e nortear a tomada de decisões são:

- A gravidade do problema, determinada por seus efeitos na saúde, mortalidade e capacidade de trabalho da população.
- A magnitude do problema, expressa por elevada frequência, afetando grandes contingentes populacionais com alta incidência, prevalência, mortalidade e anos potenciais de vida perdidos.
- A abrangência geográfica da população afetada, que limita ou facilita seu acesso a serviços de saúde, nutrição e bem-estar social.
- O tempo necessário para solucionar o problema, considerando que algumas soluções podem ser de médio ou longo prazo.
- O custo para a solução do problema.
- O impacto político e os efeitos imprevistos que poderiam resultar das diferenças de opções para solucionar o problema.

- O terceiro setor associa diferentes problemas à inexistência de políticas públicas de inclusão social. Para esse setor, sejam quais forem os problemas, a tomada de decisões deverá ser baseada na participação da comunidade, desde o diagnóstico até a execução do projeto. Para o terceiro setor é fundamental a formação da comunidade para a apropriação e conquista dos direitos. Quando uma comunidade se apropria da gestão e coordenação de algum projeto, o impacto dos efeitos da descontinuidade das políticas governamentais é menos sentido.

- Governo: o reconhecimento da possibilidade de diferentes interesses para a tomada de decisões conduz à reflexão sobre a necessidade do diálogo para estabelecer prioridades baseadas no bem comum e não em vantagens pessoais ou setoriais.

> É necessário ficar alerta e ter cuidado para que os participantes da comunidade local não se sintam apenas como peças de uma pesquisa toda vez que houver a proposta de um projeto por diferentes setores na região.

Quais barreiras podem surgir na tomada de decisões?

- A setorialização dos segmentos, não levando em consideração que a área de abrangência e público são comuns. Esse fato dificulta ou sobrepõe ações locais.

- Os interesses pessoais e partidários, não levando em consideração as necessidades coletivas.
- A dificuldade em entender e compartilhar responsabilidades entre todos os atores sociais envolvidos.
- O distanciamento dos saberes por parte dos envolvidos, dificultando a aproximação de todos no processo de construção coletiva.
- A falta de recursos financeiros e humanos para desenvolvimento de projetos intersetoriais.
- A falta de reconhecimento da importância dos projetos, agravada pela falta de tempo.
- A descontinuidade das ações públicas por diversas razões, dentre estas a mudança da política de governo.

O que pode ser feito para minimizar as barreiras e conflitos?

O primeiro aspecto diz respeito à necessidade da promoção do diálogo entre os envolvidos. Com frequência, os diversos setores têm entendimentos diferentes de prioridades para um mesmo assunto. Por exemplo, a percepção do que o excesso de peso varia de uma cultura para outra. Aos olhos de uma determinada população, o excesso de peso talvez não esteja relacionado com a segurança alimentar e nutricional. Do mesmo modo, muitas pessoas não relacionam a obesidade com seus hábitos alimentares. Para os pais poderia ser inaceitável relacionar os problemas nutricionais com o consumo inadequado, por sentir que se está questionando sua capacidade de alimentar bem os filhos. Da mesma forma, a percepção do que é alimentação saudável também pode ser divergente entre os diversos envolvidos em um projeto. Muitos profissionais podem abordar a alimentação saudável tomando por base o aspecto nutricional, mas desconsiderando a questão do solo, da água e da sustentabilidade. Assim, qualquer que seja o tema abordado, o diálogo é primordial para o entendimento das questões envolvidas.

Um outro aspecto diz respeito à forma de abordagem. A utilização de técnicas que sejam compreendidas e aceitas pela comunidade facilita o processo participativo.

Considerar também a necessidade de documentação e manutenção de um banco de dados contínuo sobre as atividades desenvolvidas. É comum recomeçar uma ação desconsiderando um trabalho anteriormente desenvolvido por outros grupos. Da mesma forma, ao se procurar o governo para fazer uma reivindicação, é necessário argumentar com base em documentos e dados oficiais.

Ao se planejar um projeto comunitário é importante que a tomada de decisões seja baseada em "projetos de intervenção" realistas, tendo por base os recursos financeiros e humanos disponíveis na localidade. Editais de órgãos de fomento e patrocínios poderão facilitar a complementação de recursos financeiros e humanos, porém depender somente desses recursos poderá prolongar o início da atividade, dispersando o público envolvido.

Minimizar barreiras e conflitos poderá ser facilitado quando houver a participação da comunidade reconhecendo a importância do projeto, bem como o registro dos documentos e a prestação de contas sobre as atividades desenvolvidas.

Quais tipos de ações podem ser realizados quando os recursos são limitados?

- Desenvolvimento de programas de capacitação para incorporar as pessoas em atividades geradoras de renda, com recursos disponíveis no local.
- Desenvolvimento de atividades educativas com diferentes temas, tais como: aproveitamento integral dos alimentos, compostagem, minhocário, implantação de hortas, plantio em pequenos espaços, com o intuito de sensibilizar e de conscientizar a população com relação a redução do desperdício, produção e o aumento do consumo de alimentos mais saudáveis etc.
- Estímulo à participação nos espaços coletivos: Rede Local de SAN, conselhos municipais, fóruns temáticos das diversas áreas etc.
- Promoção de encontros, como roda de conversa entre os diferentes setores para conhecimento das ações e para a potencialização das mesmas com atividades coletivas e otimização de recursos.

O que a comunidade e os colaboradores devem lembrar antes de iniciar o projeto?

É necessário lembrar que toda decisão de realizar um projeto implica assumir responsabilidades, deveres e eventuais riscos. Portanto, antes de fechar um projeto é conveniente o questionamento conjunto das seguintes questões:

- Quais os recursos humanos e financeiros disponíveis?
- A decisão de fato toma por base fatos concretos do atual contexto?
- As responsabilidades, deveres e riscos são assumidos por todos?
- Que benefícios poderão advir e em quanto tempo?
- Qual o tempo de trabalho disponível pela equipe para realizar o projeto?

Quando se adota uma decisão a respeito de um projeto a ser realizado, pode ser necessário complementar as informações coletadas no diagnóstico com novos dados específicos, em qualquer fase do trabalho.

ATIVIDADE PRÁTICA

Exemplo de atividade para trabalhar o tema

1. **Título:** Tomada de decisão

2. **Objetivos:**
   2.1. **Operacionais:** estabelecer de forma coletiva, prioridades para elaboração do projeto.
   2.2. **Educativos:** que os participantes possam estabelecer prioridades de intervenção, frente aos problemas identificados.

3. **Procedimentos:**
   Com base na segunda atividade do capítulo anterior, os participantes procurarão responder a seguinte pergunta: que problema é considerado mais importante e possível de resolver mediante um projeto específico? Desenvolvimento da atividade:

   - Estabelecer uma ordem de prioridades entre os problemas descritos anteriormente.
   - Cada participante receberá um cartão onde anotará o problema que selecionou como prioritário para resolver.
   - Os grupos tentarão tomar uma decisão a respeito da proposta que será elaborada durante o curso (solução ao problema que o

grupo considerou de maior importância e que é possível solucionar com um projeto específico).

- Nessa decisão, deve-se levar em conta os recursos disponíveis e a participação da comunidade. Para suprir esse último aspecto, é recomendável que um ou dois participantes assumam o papel de representante(s) da comunidade, para dar maior realismo ao exercício.
- O grupo pode seguir usando cartões até adotar a decisão a respeito da proposta de projeto a ser elaborada durante o curso (utilizar painel, conforme pergunta número 1, para melhor visualização).
- Ao completar o exercício, o grupo indicará um relator, que disporá de 5 minutos para expor o que foi concordado para o curso. Para sua apresentação, colocará o painel com os cartões num local visível, a fim de que todos possam conhecer o processo e as ideias dos integrantes do grupo.

O grupo deve guardar essas informações para o trabalho a ser desenvolvido nas unidades seguintes.

PAINEL
Problemas considerados de maior importância,
e que o grupo considerou passíveis de serem solucionados.

ACESSO

Falta de água potável para beber e preparar alimentos

Locais de compra longe da minha casa para comprar

Não compramos verduras; preço caro

Não tem hortas na região

Os participantes selecionaram a "família de problemas" ACESSO, considerando a importância do tema, bem como os recursos
disponíveis em termos físicos, humanos e passíveis de articulação.

PARTE 3
FORMULAÇÃO DO PROJETO

O planejamento participativo, além de democratizar as decisões, visa estabelecer as prioridades em conjunto com todos os envolvidos em todas as etapas da formulação do projeto, que deve contemplar os seguintes itens: elaboração dos objetivos, que são os resultados que se pretende alcançar; elaboração do plano de trabalho, que é um guia que identifica o que deve ser feito, especificando recursos, ações para alcançar os objetivos e organização do trabalho em campo, estratégia riquíssima que permite a aproximação dos envolvidos no projeto com a realidade local, no sentido de identificar, constatar e subsidiar as ações do projeto.

CAPÍTULO 6
FORMULAÇÃO DE OBJETIVOS

OBJETIVOS

Ao término deste capítulo, você estará apto a:

- Reconhecer a necessidade de formular objetivos claros e precisos, que orientem o planejamento das atividades e permitam a avaliação do projeto.
- Formular os objetivos de uma proposta de projeto de Segurança Alimentar e Nutricional para a comunidade.

SÍNTESE

Quando se decide realizar uma intervenção para resolver alguns dos problemas existentes numa comunidade, as mudanças que se espera alcançar com um projeto específico devem ser expressas como objetivos, que orientam as atividades a serem realizadas e podem ser medidas por meio de indicadores. Um objetivo é um enunciado claro e preciso dos resultados que se espera alcançar mediante a aplicação de programas e projetos. Deve ser passível de avaliação. Com a finalidade de ordenação, os objetivos podem ser classificados em gerais, específicos e educativos. Além disso, é importante estabelecer metas, definindo o quanto se pretende fazer e em quanto tempo.

Por que é preciso determinar objetivos?

Porque é importante determinar a diretriz que deve nortear todo o processo educativo, permitindo que se tenha uma visão da meta final do programa como um todo.

A elaboração adequada dos objetivos de um programa é ponto essencial para o seu êxito. Exige conhecimento sobre o público-alvo, o mais profundo possível, não só no que se refere a sua cultura, atitudes e práticas relativas ao problema a ser solucionado, como a todo contexto em que vive essa população.

Quais características deve ter um objetivo?

- Ser claro e preciso, ou seja, especificar as mudanças que devem ocorrer.
- Ser realista, isto é, ser passível de ser desenvolvido.
- Ser mensurável, ou seja, assegurar que os resultados esperados são observáveis e, portanto, podem ser medidos e comparados com critérios preestabelecidos (o problema foi resolvido ou atenuado? – Avaliação).

Quais itens devem ser considerados para elaborar um objetivo?

- As características da região e da população nas quais se pretende trabalhar.
- Os recursos financeiros e humanos existentes.
- O tempo necessário para a elaboração do projeto.
- O tempo disponível pelos envolvidos no projeto.

Quais as vantagens de formular corretamente os objetivos?

- Compreender com clareza e exatidão as atividades e tarefas que se necessita planejar e como executá-las.
- Distribuir o tempo do pessoal que participa na intervenção, de tal maneira que possam utilizá-lo com eficiência.
- Prever os recursos financeiros, humanos e materiais que se fazem necessários e utilizá-los de forma adequada e no momento certo.

- Elaborar com maior facilidade critérios para avaliar os resultados da intervenção.

Quais as desvantagens advindas dos objetivos não formulados corretamente?

- Não permite medir os resultados do projeto.
- O orçamento estimado pode ser insuficiente para a plena realização de todas as atividades propostas.
- Os recursos necessários podem não estar disponíveis no momento que se necessita.
- A comunidade pode criar expectativas que o projeto não pode satisfazer e, assim, perder a confiança neste. Isso diminuirá sua participação nas atividades programadas.
- Podem gerar dificuldades no desempenho das ações e não conduzir aos resultados previstos.

Quem deve conhecer e compreender os objetivos do projeto?

Todos os representantes dos diversos segmentos diretamente responsáveis pela elaboração e execução do projeto, equipe do projeto, parceiros e beneficiários da ação, devem saber, exatamente, o que fazer e por que, a fim de utilizar seu tempo da melhor maneira possível e prever os recursos necessários no momento oportuno.

Esse conhecimento dos objetivos facilita a continuidade do projeto, ainda que haja alguma mudança interna nos diversos setores envolvidos e ainda que, no princípio, ele demore mais a ser iniciado.

O que é um objetivo?

Objetivo é um enunciado claro e preciso do que se espera obter como resultado de uma ou mais atividades específicas.

Quando se formulam objetivos para um projeto que pretende modificar a situação encontrada no diagnóstico, esses objetivos devem indicar os efeitos que se espera obter sobre diversas situações ou condições, o acesso aos alimentos, as práticas alimentares, a disponibilidade de alimentos e outras. Todas essas situações se expressam em variáveis que podem ser afetadas por ações específicas.

Utilizando corretamente todas as técnicas de redação operacional de objetivos, é possível indicar, com maior facilidade, comportamentos mensuráveis, o que é fundamental para avaliação e reformulação do projeto.

Para fins de ordenação, os objetivos de um programa podem ser classificados em gerais, específicos e educativos.

O que é um objetivo geral?

O objetivo geral é a diretriz que deve nortear todo o projeto, possuindo uma proposta mais direcional e instrucional, e permitindo que se tenha uma visão da meta final do programa como um todo.

Ele expressa a decisão, a ação pretendida com a intervenção ou ação, envolvendo equipe, parceiros e beneficiários do projeto.

Normalmente, é difícil redigir objetivos gerais de maneira operacional, ou seja, de forma precisa. Todavia, para formulá-los deve-se dar preferência aos "verbos abertos", isto é, de sentido não restrito, por exemplo: adquirir, apreciar, aperfeiçoar, capacitar, compreender, conhecer, desenvolver, dominar, entender, conduzir, julgar, melhorar, motivar, saber, verificar, provar/comprovar, identificar, elaborar, implantar, investigar, mapear.

O que são objetivos específicos?

Atingir os objetivos específicos evidencia a consecução do objetivo geral, ou seja, os objetivos específicos estão contidos no objetivo geral, são passos para atingir o objetivo geral.

Os objetivos específicos indicam comportamentos mensuráveis que o público-alvo deve apresentar ao longo do projeto, a começar dos mais simples.

No entanto, cada objetivo específico tomado isoladamente não tem razão de ser. Por isso, é válido convencionar que todos os comportamentos sugeridos nos objetivos específicos indicam uma compreensão satisfatória do programa como um todo.

Para formulação dos objetivos específicos, empregam-se "verbos de sentido fechado" e mais concretos e/ou de sentido mais restrito na operacionalização, por exemplo: anotar, apontar, calcular, caracterizar, adquirir, diferenciar, discernir, raciocinar, distinguir, dizer, coletar, deduzir, enumerar, especificar, construir, planejar, listar, preparar, relacionar, responder, selecionar, transferir, agrupar, indicar, exemplificar, sistematizar, formular.

Deve-se evitar verbos de sentido vago, como apoiar, colaborar, fortalecer, contribuir, entre outros. Esses verbos expressam ações de difícil análise dos resultados.

O que é um objetivo educativo?

Um objetivo educativo bem elaborado deve ser operacional.

Os objetivos de um programa educativo devem expressar as mudanças pretendidas nos indivíduos, mediante um conjunto de experiências que lhe serão proporcionadas – o que deve ser mudado?

É evidente que o êxito do projeto depende, em última instância, da mudança de comportamento do educando.

Um objetivo operacional deve ser redigido em termos da população-alvo (por exemplo, "Os participantes deverão enumerar...") e não em termos de quem pretende a mudança de comportamento ("Levar os participantes a enumerar..."). Ele deve incluir sempre um comportamento que é expresso por um verbo, sendo que é preferível o emprego de verbos que indicam com maior precisão o comportamento esperado. Além disso, o comportamento deve sempre se referir a algum objeto ou conteúdo, por exemplo: "Os participantes deverão enumerar (ação) cinco fatores para o consumo dos alimentos menos saudáveis (conteúdo)". Os dois elementos básicos de um objetivo operacional são, portanto, comportamento e conteúdo.

O que são metas?

Com base nos objetivos do projeto, podem ser estabelecidas as metas, que são os resultados esperados, considerando o que se pretende fazer, com que magnitude e em quanto tempo.

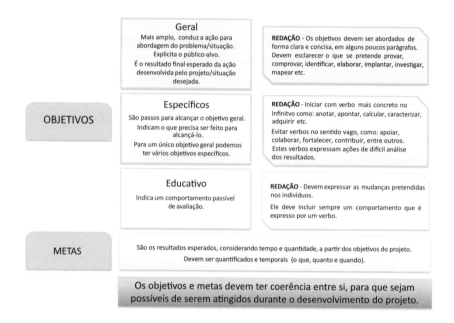

Figura 6.1: Classificação dos objetivos.

ATIVIDADE PRÁTICA

Exemplo de atividade para trabalhar o tema

1. **Título:** Elaboração de objetivos

2. **Objetivos:**
   2.1. Operacionais: estabelecer, de forma coletiva, os objetivos relacionados ao tema acesso de alimentos.
   2.2. Educativos: que os participantes possam reconhecer espaços para a implantação de uma horta, estabelecendo relação com os demais organismos e demais elementos da natureza.

3. Procedimentos

Com base no resultado da Atividade Prática relativa ao tema Acesso, especificamente o subtema "Não tem hortas na região", os participantes deverão elaborar os objetivos, respondendo às seguintes perguntas: são precisos? (se estabelecem a população-alvo); estabelecem tempo? (tempo em que se espera alcançar a mudança); são realistas? (se consideram os recursos humanos e materiais disponíveis); seus resultados ou efeitos podem ser medidos? (se é possível comparar a situação antes e depois).

No encerramento da sessão, cada grupo apresenta seus objetivos, para que sejam discutidos com os demais participantes. É importante que todos estejam conscientes de que uma correta formulação dos objetivos facilitará a elaboração das etapas seguintes de sua proposta de projeto.

Quadro 6.1: Exemplo de redação dos objetivos tomando por base o subtema "Não tem hortas na região".

Objetivo geral	Objetivos específicos	Objetivo educativo
Implantar a utilização de espaços de diferentes dimensões para a produção de hortaliças: verduras, legumes e ervas aromáticas na região, por moradores locais.	1- Identificar os espaços possíveis e sustentáveis para o plantio na região. 2- Conhecer e refletir sobre a cadeia produtiva dos diversos tipos de verduras, legumes e ervas aromáticas utilizados na região. 3- Propiciar a troca de informações no contexto ambiental, social e midiático, sobre os espaços de comercialização de hortaliças. 4- Elaborar diferentes preparações utilizando diferentes hortaliças.	Ao final do projeto, os participantes deverão reconhecer a horta como espaço vivo que, em conjunto com os demais organismos e elementos da natureza, formam uma cadeia produtiva; conhecer as técnicas necessárias e utilizar diferentes espaços para o plantio de hortaliças, bem como conhecer diferentes preparações que podem ser feitas com as hortaliças.

CAPÍTULO 7
ELABORAÇÃO DO PLANO DE TRABALHO

OBJETIVOS

Ao final deste capítulo, você estará apto a:

- Definir as atividades e os procedimentos necessários para atingir os objetivos formulados.
- Estimar os recursos financeiros, humanos e materiais necessários para realização das atividades.
- Elaborar um cronograma para realizar as atividades.

SÍNTESE

Uma vez estabelecidos os objetivos da intervenção/ação que será realizada, é necessário definir as diferentes atividades que permitirão alcançar cada objetivo. Deve-se programar, também, a forma pelas quais tais atividades vão ser realizadas e o tempo necessário para cada uma delas, assim como detalhar indicadores de monitoramento.

Determinar as atividades necessárias para alcançar cada objetivo facilitará a estimativa dos recursos humanos e financeiros e a elaboração do cronograma que deve ser o mais detalhado possível, pois permite visualizar e monitorar as atividades programadas.

O que são atividades?

Atividade é a ação necessária para transformar os recursos disponíveis em resultados esperados em determinado período.

Cada atividade terá, pelo menos, um resultado, que deve contribuir para alcançar o objetivo geral.

As atividades devem ser descritas em termos de ação a ser desenvolvida, e não em forma de resultados, ficando bem claro quem é o responsável pelo trabalho.

Por exemplo: curso de capacitação em cultivo de hortas em pequenos espaços para X integrantes da comunidade Y, na região Z, realizado pelos alunos de agronomia da Faculdade M no mês N.

O que são recursos?

São os bens, serviços, verbas, pessoas (especialidade profissional, tempo de ocupação, requisitos mínimos etc.), tecnologia, equipamentos (quantidade e especificação), veículos e outros.

O que são resultados?

São os produtos ou serviços concretos esperados em função de uma atividade do projeto. Os resultados devem ser mensuráveis (quantidade, tempo, lugar) e diferenciam-se das atividades. Por exemplo: formar pessoal na produção de hortas é uma atividade; produzir pessoal capacitado é um resultado.

Por que é conveniente definir atividades por objetivos?

Porque permite estimar melhor os recursos necessários, as pessoas responsáveis por cada atividade e o tempo conveniente para sua execução.

A definição ordenada das atividades permite organizar o trabalho e delegar funções entre os participantes do projeto.

É importante a presença de um relator que registre, por escrito, tudo o que se refere ao plano de trabalho do projeto. Essa informação deve ser disponibilizada em local de fácil acesso a todos da comunidade.

Quais informações o registro do projeto deve conter?

- Diagnóstico em que se baseou o planejamento do projeto.
- Projeto com a fundamentação, objetivos, plano de ação e modelo de avaliação.
- A organização do trabalho e a delegação de atividades do projeto.
- Uma relação de todos os participantes do projeto, seus dados pessoais resumidos e as atividades atribuídas a cada um.
- O registro das atividades específicas do projeto.
- O detalhe dos recursos materiais estimados e distribuídos para a execução das atividades do projeto contendo as entradas e saídas de recursos financeiros e materiais registradas em formulários especialmente desenhados para controle (balanço) desses dados.
- O orçamento (ou fluxo financeiro) do projeto, que especifique contribuição externa e os novos fundos solicitados.
- O cronograma do projeto.

É possível mudar o projeto ao longo do processo?

Os participantes devem saber que um plano de trabalho é flexível e deve ser ajustado às circunstâncias que mudam por várias razões. Assim, devem estar preparados para adaptar seus planos diante de dificuldades imprevistas e aproveitar as oportunidades inesperadas. A comunidade deve considerar que, embora seja importante planejar eficientemente um projeto, a etapa mais crítica é como realizá-lo. Deve-se evitar, por outro lado, mudar os rumos do projeto a cada dificuldade, sem critérios.

Quem deve conhecer o projeto?

É importante que cada participante conheça bem o projeto e compartilhe com os parceiros de seu segmento a sua atividade e como ela está sendo desenvolvida. Essa ação é fundamental para propiciar a participação efetiva no projeto e prevenir possíveis interrupções em função de falta de reconhecimento da importância do trabalho desenvolvido.

Onde as informações deverão ser registradas?

As informações deverão ser registradas em um caderno específico ou em outros formatos de mídia, como CD, *pen drive*, blogues, sites, e-mails, redes sociais, podendo ser divulgadas também em murais.

É importante destacar que esse registro se refere a todas as decisões do grupo, e não a um registro pessoal do que está acontecendo.

Por que são necessários o registro e o intercâmbio com outras comunidades?

Porque permitem compartilhar informações e economizar tempo e dinheiro, o que poderá ser aproveitado em outras atividades.

De que forma se pode aproveitar melhor o tempo das reuniões de trabalho?

É conveniente anotar tudo o que foi tratado, mas é essencial anotar os acordos que posteriormente serão registrados nos arquivos do projeto correspondente, para evitar que um assunto já resolvido seja novamente discutido. Dessa forma, as decisões poderão ser mantidas conforme o discutido pelo grupo, facilitando a implementação das atividades propostas.

Como deve ser elaborado um cronograma de trabalho?

Pode-se elaborar um cronograma de atividades contemplando todo o período do projeto, e elaborar cronogramas parciais para períodos mais curtos, como, por exemplo, três ou seis meses, dependendo dos objetivos.

As atividades devem ser organizadas sequencialmente no tempo, mas é possível realizar várias atividades de forma simultânea, de acordo com as exigências do projeto e com os recursos disponíveis.

Por que é importante um cronograma detalhado?

Como um cronograma representa a organização escrita das atividades no tempo, ele permite planejar, visualizar e monitorar a programação das diversas atividades, facilitando a coordenação. Assim, é possível verificar se as atividades estão sendo cumpridas e detalhar todos os procedimentos necessários para a consecução dessas atividades. Por exemplo:

1. Convidar os participantes.
2. Capacitar os participantes.
3. Definir conteúdos.
4. Definir recursos.
5. Definir local e logística.

Quadro 7.1: Exemplo de um cronograma de atividades para implementação de horta, local e data.

Atividades	Meses											
	1	2	3	4	5	6	7	8	9	10	11	12
1. Elaboração de projeto	x	x										
2. Seguimento e avaliação	x	x										
3. Captação dos participantes			x									
4. Diagnóstico da situação					x	x	x					
5. Programa de atividades								x	x			
6. Execução do plano de ação									x	x	x	
7. Seguimento e avaliação										x	x	
8. Relatório de avaliação												x

Fonte: cronograma baseado no *Manejo de Projeto Comunitário de Alimentação e Nutrição: Guia Didático* (FAO, 2000).

Quadro 7.2: Cronograma de execução da estratégia de estudo do meio para cumprimento do objetivo específico de identificação dos espaços passíveis e sustentáveis para o plantio na região.

Atividade	Mês 1				Mês 2				Mês 3				Indicadores de monitoramento
	semana				semana				semana				
	1	2	3	4	1	2	3	4	1	2	3	4	
Planejamento da atividade	x												- Lista de presença - Registro das atividades - Registro do processo de articulação das atividades - Avaliação do processo

▶

Atividade	Mês 1 semana				Mês 2 semana				Mês 3 semana				Indicadores de monitoramento
	1	2	3	4	1	2	3	4	1	2	3	4	
Constituição da equipe responsável e dos diferentes papéis dos envolvidos		x											- Lista de presença - Registro das atividades - Registro do processo de articulação das atividades - Avaliação do processo
Elaboração dos roteiros de visita pelos envolvidos			x										- Lista de presença - Registro das atividades - Avaliação do processo
Impressão do roteiro de visita			x										- Lista de presença
Treinamento do uso do roteiro de visita				x									- Lista de presença - Avaliação do processo
Visita prévia aos locais passíveis de implantação de horta (contatados pela equipe responsável)					x	x							- Lista de presença - Registro fotográfico - Registro das atividades - Avaliação do processo
Contato com os locais para participação/ autorização da visita							x						- Lista de presença - Registro das atividades - Registro do processo de articulação das atividades - Avaliação do processo
Visita(s)								x					- Lista de presença - Registro fotográfico - Registro das atividades - Avaliação do processo
Apresentação dos relatos e síntese dos resultados											x	x	- Lista de presença - Registro das atividades - Avaliação do processo

Atividade	Mês 1 semana				Mês 2 semana				Mês 3 semana				Indicadores de monitoramento
	1	2	3	4	1	2	3	4	1	2	3	4	
Registro da atividade - Relatório											x	x	- Lista de presença - Registro das atividades - Registro do processo de articulação das atividades - Avaliação do processo

Como deve ser apresentada uma solicitação de apoio financeiro a outras agências?

É necessário conhecer as regras e os formulários para apresentar o pedido de apoio financeiro de acordo com os requisitos estabelecidos pela organização da qual se solicita os recursos. Verificar se a agência exige contrapartida e se é possível satisfazer essa exigência.

O orçamento deve ser apresentado de forma ordenada e clara e incluir todos os itens do projeto, tais como despesas de pessoal, reforma ou construção, equipamentos e utensílios, insumos, material de escritório e outros. Esses itens devem estar devidamente justificados.

Deve-se ficar atento a datas ou prazos dentro dos quais é possível apresentar projetos e pedidos de financiamento.

É importante contar com a colaboração de pessoas que já tenham tido experiência em pedidos de financiamento para auxiliar nessa etapa do projeto.

É necessário fazer prestação de contas?

Sim, uma vez recebidos os recursos, é preciso informar de que forma eles foram utilizados. Por isso, deve ficar claro que os recursos devem ser aplicados exatamente nos itens de custos para os quais foram pedidos.

ATIVIDADE PRÁTICA

Exemplo de atividade para trabalhar o tema

1. Título: Elaboração do projeto e/ou plano de trabalho

2. Objetivos
   2.1. Operacionais: detalhar de forma coletiva todas as etapas para a elaboração do projeto e/ou plano de trabalho.
   2.2. Educativos: que os participantes possam perceber a importância da objetividade e de todas as partes do projeto e/ou plano de trabalho.

3. Procedimentos
- O facilitador colocará em destaque o objetivo previamente definido em uma cartolina. – Distribuir, para cada grupo, fichas contendo os objetivos específicos com as diferentes atividades que necessitam ser realizadas para o alcance de cada objetivo.
- Cada grupo deverá detalhar todos os procedimentos necessários para a consecução de cada atividade, como, por exemplo, qual será o conteúdo, quais serão os recursos necessários, e de que forma ocorrerá cada etapa.
- Lembrar que, ao anotar os recursos humanos, devem identificar os que vão realizar mais de uma atividade, com o objetivo de não colocá-los duas ou mais vezes no cálculo do orçamento ou em dois lugares ao mesmo tempo.

É importante que os participantes recordem que seu plano de trabalho forma parte do projeto que apresentarão no término do curso. Ademais, o plano de trabalho deve ser ordenado para as sessões de seguimento (monitoramento) e avaliação, conforme o exemplo do Quadro 7.3).

Quadro 7.3: Modelo de plano de trabalho tomando por base o subtema "Não tem hortas na região".

Objetivo específico	Estratégia	Procedimentos	Recursos materiais e humanos	Monitoramento (registros)
1 – Identificar os espaços passíveis e sustentáveis para o plantio na região	- Estudo do meio - Roda de conversa - Oficina	- Caminhada pelo entorno, para identificação dos locais propícios para o plantio de hortas - Visita e observação de uma horta e anotação das impressões e dúvidas - Plantio de hortaliças em pequenos espaços - Montagem de composteira (ciclo matéria orgânica)	- Roteiro de observação - Prancheta, papel e canetas para registro dos grupos - Vasos alternativos - Sementes - Mudas de hortaliças - Ferramentas de plantio - Substrato para o plantio - Transporte - Monitor(es) para a visita - Facilitador(es) para as oficinas e rodas de conversa - Observador(es) das atividades	- Lista de presença - Registro fotográfico - Registro das atividades - Registro do processo de articulação das atividades - Avaliação do processo

Objetivo específico	Estratégia	Procedimento	Recursos materiais e humanos	Monitoramento (registros)
2- Conhecer e refletir sobre a cadeia produtiva dos diversos tipos de verduras, legumes e ervas aromáticas utilizados na região	- Sessão de vídeo - Oficina de plantio - Oficina pedagógica	- Demonstração do processo de plantio de alimentos orgânicos e convencionais - Reconhecimento, identificação e montagem de um canteiro de hortaliças - Elaboração de painel sobre a época de plantio e a colheita das hortaliças	- Roteiro de observação - Equipamento audiovisual (vídeo, computador, projetor) - CD com vídeos sobre o plantio de alimentos orgânicos e convencionais - Papéis/cartolinas para o painel - Prancheta, canetas e papel para registro dos grupos - Vasos alternativos - Sementes - Mudas de hortaliças - Ferramentas de plantio - Substrato para o plantio - Transporte - Monitor(es) para a visita - Facilitador(es) para as oficinas e rodas de conversa - Observador(es) das atividades	- Lista de presença - Registro fotográfico - Registro das atividades - Registro do processo de articulação das atividades - Avaliação do processo

Objetivo específico	Estratégia	Procedimentos	Recursos materiais e humanos	Monitoramento (registros)
3- Propiciar a troca de informações no contexto ambiental, social e midiático, sobre os espaços de comercialização de hortaliças	- Visita técnica - Mapeamento e registro dos pontos de comercialização de hortaliças - Oficina de manutenção de plantio - Sessão de vídeo - Oficina pedagógica	- Visita a espaços de comercialização de hortaliças (feira livre, mercados, bancas, sacolões e outros espaços) com observação da quantidade, qualidade e preço dos produtos - Localização, em mapa da região, dos diferentes pontos de comercialização identificados - Observação e manutenção do canteiro de hortaliças e dos vasos - Apresentação de vídeo sobre propaganda de alimentos e discussão com o grupo sobre o conteúdo apresentado - Elaboração de um vídeo para o incentivo do consumo de hortaliças	- Roteiro de observação - Equipamento audiovisual (vídeo, computador, projetor) - Mapa da região - Prancheta, canetas e papel para registro dos grupos - CD com vídeos de propagandas - Canteiro e vasos previamente cultivados - Monitor(es) para a visita - Facilitador(es) para as oficinas e sessão de vídeo - Observador(es) das atividades	- Lista de presença - Registro fotográfico - Registro das atividades - Registro do processo de articulação das atividades - Avaliação do processo

Objetivo específico	Estratégia	Procedimentos	Recursos materiais e humanos	Monitoramento (registros)
4- Elaborar diferentes preparações utilizando diferentes hortaliças	- Oficina de manutenção de plantio - Roda de conversa - Oficina culinária	- Observação e manutenção do canteiro de hortaliças e dos vasos - Colheita de hortaliças e/ou ervas aromáticas para preparação de sal verde, suco, patê e salada - Reflexão sobre a origem e o caminho de todos os componentes das preparações a serem elaboradas - Elaboração e degustação das preparações propostas	- Roteiro de observação - Canteiro e vasos previamente cultivados - Monitor(es) para a visita - Facilitador(es) para as oficinas e sessão de vídeo - Observador(es) das atividades - Utensílios de cozinha (tábua de polietileno, colher de polietileno, liquidificador, coador, jarra, garfo, facas de diferentes tamanhos, colheres, pirex e potes para os patês, papel toalha, pão francês "amanhecido" para torrada que acompanhe o patê, sal grosso Pratos e garfos para degustação	- Lista de presença - Registro fotográfico - Registro das atividades - Registro do processo de articulação das atividades - Avaliação do processo

Após a elaboração de cada atividade, cada grupo fará a exposição da sua produção e em conjunto será elaborado um plano de trabalho e um cronograma geral para o alcance do objetivo.

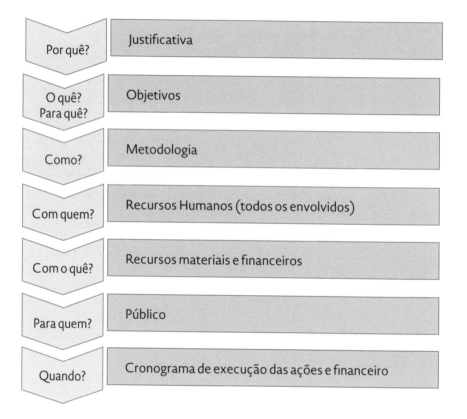

Figura 7.1: Etapas de elaboração do projeto.

Após aprovação e início do projeto, o item Avaliação é constante, pois permite corrigir e readequar ações e redimensionar recursos financeiros de forma a atingir o prazo estabelecido mantendo a qualidade do projeto.

CAPÍTULO 8

ORGANIZAÇÃO DO TRABALHO DE CAMPO

OBJETIVOS

Ao final deste capítulo, você estará apto a:

- Reconhecer a necessidade de definir pessoas ou grupos responsáveis pelo desenvolvimento das diversas atividades do plano de trabalho.
- Valorizar a importância de se estabelecer mecanismos de coordenação, cooperação e comunicação com as organizações locais.
- Aplicar as normas e procedimentos preestabelecidos para a execução das atividades.
- Compreender a utilidade de manter os diferentes registros devidamente atualizados.

SÍNTESE

Para executar bem o plano de trabalho é necessário delimitar claramente as responsabilidades e atribuições delegadas às pessoas ou grupos participantes do projeto, ou seja, equipes técnicas constituídas por pessoal da instituição ou por grupos organizados da comunidade. O funcionamento de sistemas apropriados de informações geradas no desenvolvimento do projeto facilita seu manejo, o controle da utilização dos recursos e a supervisão permanente do pessoal. Na execução das diversas atividades, é importante que se tenha uma adequada comunicação e coordenação com outras organizações locais que estejam participando de projetos relacionados, direta ou indiretamente, com a área de segurança alimentar e nutricional.

Quais as funções do(s) responsável(eis) pela organização do projeto?

- Organizar grupos ou equipes de trabalho com funções específicas, em relação às diferentes atividades do projeto.
- Revisar os procedimentos a seguir na condução eficiente do pessoal mobilizado.
- Administrar os locais ou dependências utilizadas para o desenvolvimento do projeto.
- Vistoriar a manutenção dos equipamentos necessários para a execução das atividades.
- Supervisionar o cumprimento das atividades programadas, a utilização eficiente dos recursos e o registro oportuno das informações necessárias para o desenvolvimento do projeto.
- Administrar corretamente a aplicação dos recursos financeiros, apresentando relatórios à organização responsável, à comunidade e à agência financiadora.

Qual deve ser a atitude do responsável pelo projeto com seus parceiros?

- Estimular o envolvimento em todas as etapas do processo.
- Valorizar a participação e o potencial de todos.
- Reconhecer as limitações de cada um.
- Buscar a resolução dos conflitos com foco no objetivo do trabalho.

Quais pontos podem ser destacados como relevantes na execução do projeto?

- Organização do tempo: o grupo deve se guiar pelo cronograma do projeto, pois é importante ter sempre em mente o objetivo que se pretende, evitando que as atividades se dispersem, sem rumo certo.
- Pontualidade nas atividades e prestações de contas: é uma atitude de cortesia e respeito com os parceiros e participantes e aumenta a eficiência do trabalho.
- Manejo dos recursos financeiros: no trabalho de campo é necessário zelar pelos recursos obtidos para a realização do projeto, para assegurar que estarão disponíveis quando requeridos, evitando o atraso no cumprimento das atividades programadas.

ORGANIZAÇÃO DO TRABALHO DE CAMPO **109**

É importante ter uma boa administração dos recursos financeiros e materiais. Toda organização que maneja dinheiro deve dispor de um livro-caixa, em que se registram todas as entradas e saídas dos projetos.

Quais problemas podem interferir no cumprimento das atividades/ desenvolvimento do projeto?

- Demora em receber os recursos alocados ao projeto: a burocracia de algumas instituições pode atrasar as autorizações para retirar ou utilizar o dinheiro alocado, impedindo a execução das atividades nas datas programadas.
- Atraso na aquisição ou entrega dos insumos necessários para o desenvolvimento das atividades. Isso é frequente quando os insumos devem ser adquiridos fora da localidade.
- Mudança de autoridades de organizações locais que haviam aprovado o plano de trabalho. As atividades podem ser suspensas até que novas autoridades sejam informadas e convencidas de sua importância.
- Mudança de representantes dos grupos organizados da comunidade com os quais foi elaborado o plano de trabalho. Pode levar à demora ou interrupção das atividades até a obtenção da adesão e da participação ativa dos novos representantes.
- Falta de interesse da comunidade para participar do projeto ou abandono das atividades por alguns participantes. Nessa situação, é importante saber as razões que explicam esse comportamento.
- Obstáculos na comunicação com instituições de outros setores em âmbito local. Situação que pode limitar as possibilidades de coordenação interinstitucional de atividades conjuntas.
- Situações inesperadas que podem mudar o rumo das atividades planejadas. Por exemplo, uma epidemia que afete a saúde e a capacidade de trabalho dos participantes do projeto, ou detecção de famílias moradoras de área de risco de desmoronamento que necessitem de remoção e abrigo imediato.

> Antes de colocar em execução o plano de trabalho, é conveniente analisar os possíveis efeitos de cada atividade sobre outras situações que poderiam afetar, positiva ou negativamente, os resultados do projeto, para prever a adoção de medidas de ajuste.

É possível estabelecer relação entre as coordenações dos diferentes segmentos (poder público, sociedade civil, comunidade e outros), para desenvolvimento do trabalho de campo?

Sim. A coordenação e a cooperação com outras organizações locais representam uma ajuda considerável no desenvolvimento de todo projeto, entretanto, se isso não ocorrer, podem ser identificados alguns problemas.

Seria possível exemplificar alguns desses problemas?

Sim, pode ser citada a experiência no Jardim Jaqueline:

- Uma associação de moradores chamou a comunidade para uma discussão sobre a utilização de um espaço público para implantação de uma creche. Ao mesmo tempo, outra associação de moradores conclamou a comunidade para a implantação de um centro comunitário.
- Um agente de desenvolvimento comunitário iniciou uma campanha para convencer as mães que queimassem ou enterrassem o lixo de suas casas com o fim de melhorar as condições de higiene. Ao mesmo tempo, um técnico agrícola aconselhou os agricultores que usassem o lixo orgânico para elaboração de compostagem.
- Um agente de desenvolvimento comunitário organizou uma reunião para conversar com a população sobre um projeto para a criação de um centro comunitário. Na reunião compareceram apenas algumas senhoras, porque no mesmo dia um agente do governo apareceu no local para falar sobre as eleições.

O que existe em comum nos três problemas?

O problema comum das três situações apresentadas é a falta de comunicação e cooperação entre: coordenadores, responsáveis pelos proje-

ORGANIZAÇÃO DO TRABALHO DE CAMPO **111**

tos e instituições que realizam atividades no local, tanto da comunidade, quanto do poder público. Uma das maneiras de evitar esse tipo de problema é buscar a comunicação, envolver todos em busca de ações colaborativas entre os parceiros e as outras instituições locais envolvidas.

Quais vantagens resultam de uma coordenação com outras organizações locais adequadas?

Estabelecer uma adequada cooperação, coordenação e comunicação com os outros é essencial para o êxito de um trabalho de campo e possibilita:

- Trabalhar com elas e não contra elas.
- Ter acesso mais fácil aos representantes da comunidade local.
- Ajudar a um maior número de pessoas da comunidade.
- Compartilhar recursos. Por exemplo, transporte compartilhado para viajar a uma mesma comunidade, com fins diferentes.
- Compartilhar informações, em vez de coletá-las de forma separada.
- Economizar tempo e dinheiro, compartilhando recursos e informações.
- Unificar critérios para enfrentar problemas.
- Dialogar com funcionários de outras organizações e com a própria comunidade, minimizando conflitos.

Quais problemas podem resultar para a comunidade da falta de coordenação, cooperação e/ou comunicação?

- As pessoas se confundirem e não saberem o que fazer.
- Pode haver perda de confiança na seriedade do trabalho do poder público e da sociedade civil.
- A comunidade pode abandonar o projeto e resistir em cooperar em projetos futuros.
- Os recursos humanos e financeiros obtidos podem ser perdidos, além do tempo dispendido por todos os envolvidos até o momento.
- Um grupo fortemente coeso pode isolar-se do resto da comunidade ou das atividades que realizam outras organizações locais.

Como é possível estabelecer boas relações de trabalho?

O trabalho conjunto e a cooperação sem vaidade são fundamentais. Seguem algumas sugestões:

- Formar um grupo de coordenação integrado pelos diferentes setores. Esse grupo deve se reunir regularmente e, se necessário, formar subgrupos para o acompanhamento das atividades.
- Estar a par dos conhecimentos e experiências da comunidade é um requisito valioso. Considerar que outras pessoas conhecem melhor alguns aspectos da comunidade e demonstrar que se está disposto a trocar experiências.
- Estabelecer uma linguagem comum entre os membros do grupo. Ao utilizar certas palavras, verificar se todos entendem seu significado.
- Dividir equitativamente as responsabilidades e deveres entre os membros do grupo.
- Cooperar para que cada um tenha a mesma oportunidade de alcançar resultados individuais que possam significar o reconhecimento de seu trabalho.

O mais importante, no final, é conseguir algo conjuntamente com a comunidade, e não basear o trabalho apenas no prestígio pessoal que poderia ser alcançado com o desempenho de suas atividades.

ATIVIDADE PRÁTICA

Exemplo de atividade para trabalhar o tema

1. **Título:** Elaboração de plano de saída de campo

2. **Objetivos**
2.1. **Operacionais:** detalhar de forma coletiva todas as etapas para a consecução e elaboração do projeto e/ou plano de trabalho.

2.2. Educativos: que os participantes possam perceber a importância da objetividade e de todas as partes do projeto e/ou plano de trabalho.

3. Procedimentos

- O facilitador colocará em destaque o objetivo previamente definido em uma cartolina. — Distribuir, para cada grupo, fichas contendo os objetivos específicos com as diferentes atividades que necessitam ser realizadas para o alcance de cada objetivo.
- Cada grupo deverá detalhar todos os procedimentos necessários para a consecução de cada atividade, como, por exemplo, qual será o conteúdo, quais serão os recursos necessários, e de que forma ocorrerá cada etapa.
- Identificar o responsável por cada atividade.
- Lembrar que, ao anotar os recursos humanos, deve-se identificar os que vão realizar mais de uma atividade, com o objetivo de não colocá-los duas ou mais vezes no cálculo do orçamento ou em dois lugares ao mesmo tempo.

É importante que os participantes estejam cientes de que seu plano de trabalho é parte do projeto que apresentarão ao término do curso. Ademais, o plano de trabalho deve ser ordenado para as sessões de seguimento (monitoramento e avaliação), conforme o exemplo do Quadro 7.3.

PARTE 4

AVALIAÇÃO

A execução de um projeto requer monitoramento e avaliação contínua em todas as fases de desenvolvimento para realizar ajustes e adequações no cronograma/programação, se necessário, para que de fato possa atingir os objetivos do projeto. Dentro do processo de avaliação final do projeto, cabe destacar a importância de compartilhar os resultados com todos os envolvidos, contemplando a todos os parceiros, utilizando-se de diferentes formas de divulgação.

CAPÍTULO 9

AVALIAÇÃO DE PROJETOS DE SEGURANÇA ALIMENTAR E NUTRICIONAL EM COMUNIDADES

OBJETIVOS

Ao final deste capítulo, você estará apto a:

- Reconhecer a necessidade de avaliar seus projetos de Segurança Alimentar e Nutricional em comunidade.

- Identificar os procedimentos para avaliar o cumprimento dos objetivos e o desenvolvimento dos processos.

- Avaliar a influência de fatores alheios ao projeto sobre os resultados esperados.

SÍNTESE

A avaliação é a mensuração objetiva dos resultados de um projeto. Um projeto obtém êxito quando atinge os objetivos estabelecidos, as avaliações forem realizadas de acordo com a programação e as mudanças forem alcançadas. Os principais tipos de avaliação são: avaliação de processo e a final. A avaliação permite informar aos participantes o que foi cumprido, assegurar a continuidade do projeto ou reorientar os planos no futuro.

O que significa avaliar?

Avaliar um projeto significa realizar uma análise crítica, objetiva e sistemática das realizações e resultados definidos pelos objetivos propostos, das estratégias utilizadas e dos recursos alocados.

A partir da avaliação, são identificadas as razões do rendimento, expresso nos resultados de um projeto. Verifica-se, também, o que se queria fazer, por que, com quem, com o que foi efetivamente realizado a cada atividade programada.

Quando a avaliação pode ser programada?

A avaliação pode ser programada para diversas etapas da implementação do projeto, e inclusive, após sua conclusão.

Quais os tipos de avaliação?

Os principais tipos de avaliação existentes são os seguintes: avaliação de monitoramento, avaliação de processo e avaliação final. Sua aplicação dependerá, em grande parte, dos objetivos do projeto (curto, médio e longo prazo), o tempo de duração e o tipo de projeto.

Em que consistem os diferentes tipos de avaliação de projeto?

A avaliação de monitoramento consiste num sistema incorporado à gestão de políticas públicas para controle e auditoria, acompanhamento físico-financeiro e pesquisa de avaliação de uma política, programa ou projeto. É realizado por meio de exame contínuo e sistemático de insumos, atividades, processos, produtos e resultados.

A avaliação formativa ou de processo é realizada durante o programa com a finalidade de verificar se ele está atingindo os objetivos predeterminados, se há necessidade de reformulação em conteúdo programático, métodos, técnicas e recursos.

A avaliação somativa é feita ao final do programa com a finalidade de verificar se os objetivos gerais e específicos foram alcançados e medir esforços despendidos para atingir os objetivos. Visa quantificar as atividades desenvolvidas e os recursos utilizados: efetividade, eficácia, eficiência.

O que se observa na avaliação formativa?

- Aceitação do programa educativo (por exemplo: frequência às atividades programadas).
- O cumprimento das atividades previstas.
- A consecução dos objetivos específicos no decorrer do programa (feito mediante testes escritos, orais ou demonstração de técnicas).
- Repercussão e efeitos imprevistos positivos ou negativos.

O que se observa na avaliação somativa?

- Mudanças obtidas nos conhecimentos, atitudes e práticas.
- Grau de mudança.
- Recursos humanos envolvidos.
- Custo total do programa.
- Custo-eficácia.
- Custo-benefício.
- Custo-efetividade.

Por que se avalia?

A avaliação é realizada por diferentes motivos. Dentre eles:

- Permite medir o que foi realizado e julgar se todos os esforços foram efetivos, mostrar fracassos e debilidades e como resolvê-los.
- Gera informações cuja análise permite orientar a tomada futura de decisões para tornar o trabalho mais efetivo.
- Permite analisar se o custo das atividades está em relação com os resultados que estão sendo alcançados.
- Permite informar ao pessoal envolvido no trabalho sobre os resultados e compartilhar a experiência vivida.
- Permite comparar os resultados do programa com os obtidos em outros projetos semelhantes.
- Permite realizar uma análise crítica do trabalho produzido, ajudando os envolvidos a analisar a amplitude do contexto e as implicações de seu próprio desempenho.

Existe algum motivo para realizar a avaliação que não seja relacionado às atividades?

É frequente que a verdadeira razão para avaliar esteja relacionada a fatores externos às atividades:

- Porque é um requisito exigido pelo governo ou alguma organização não governamental.
- Porque a agência que financia o projeto necessita de informes técnicos e financeiros para apoiar a continuidade ou encerramento deste.
- Porque investigadores da universidade desejam provar novas técnicas de avaliação, com finalidade docente ou para fins de publicação da experiência obtida.
- Porque a instituição executora do projeto necessita de informações para fins publicitários do governo.

> Felizmente, a maioria das avaliações dos programas ou projetos não se realiza apenas por fatores externos às atividades. No entanto, é necessário tê-las em conta.

Quais cuidados devem ser tomados na definição da avaliação de um projeto?

As razões para realizar a avaliação podem, às vezes, não ser suficientemente claras e explícitas para a maior parte dos envolvidos. Entretanto, para garantir a transparência do processo, é importante que os participantes conheçam os objetivos da avaliação.

Em alguns casos, as avaliações mostram só os resultados positivos do projeto e não o projeto em sua totalidade. Se são mostrados apenas os resultados positivos, perde-se a oportunidade de anotar os aspectos falhos e, assim, corrigi-los em futuras intervenções.

Ocasionalmente, uma avaliação pode significar o término de um projeto. Isso acontece quando as instituições e pessoas com poder de decisão não estiverem de acordo com os resultados obtidos.

O que é avaliação quantitativa?

Os indicadores apresentados em números absolutos e porcentagens representam os aspectos quantitativos de uma avaliação.

Por exemplo, o objetivo de um programa de segurança alimentar e nutricional pode ser alcançar a redução de casos de obesidade de crianças dentro de certo tempo. Quando o programa termina, é possível dizer, seguramente, quantas crianças deixaram de ser obesas em relação ao estimado.

O que é avaliação qualitativa?

Os programas e projetos não incluem apenas fatos que podem ser contados e medidos. Também incluem aspectos qualitativos, que podem influir no sucesso ou no fracasso do projeto.

As condutas e atitudes das pessoas, suas qualidades, habilidades, valores, motivações e como se relacionam com outros colegas de trabalho e com a comunidade são aspectos qualitativos da avaliação, porque se referem à qualidade do que está sendo avaliado.

A avaliação qualitativa ajuda a explicar por que um projeto evolui de determinada maneira num local e de outra completamente diferente em outro. Serve também para explicar debilidades e pontos fortes e, assim, dispor de subsídios para propor algumas soluções.

Quem deverá participar da avaliação?

Frequentemente, a avaliação é elaborada pela equipe profissional participante no projeto, por investigadores ou por especialistas externos.

A avaliação participativa considera que o planejamento e a execução de todas as etapas da avaliação do projeto devem ser feitos conjuntamente pela equipe responsável, os representantes da comunidade e os avaliadores externos. Dessa maneira, todos podem conhecer e informar os resultados e a quem solicitá-los, ser capazes de identificar os pontos fracos e os pontos fortes do projeto, bem como decidir as ações que devem ser programadas no futuro.

> É necessário que as pessoas compreendam que conhecer as razões pelas quais um projeto tem êxito ou fracasso pode ser tão importante quanto seus resultados.

> É difícil, para uma simples avaliação, proporcionar todas as informações que se deseja e satisfazer a todas as expectativas de todos os envolvidos.

E quando a avaliação é participativa?

Os ministérios, organizações, universidades, agências financiadoras, a equipe e a comunidade podem ter expectativas diferentes sobre a avaliação do projeto.

Quando se realiza uma avaliação participativa, é útil conversar sobre essa situação, com a finalidade de evitar frustrações. A situação particular de cada projeto determinará o que deve ser feito acerca do problema.

É importante tratar de satisfazer as necessidades e expectativas dos participantes da comunidade. Os objetivos, métodos e resultados da avaliação deveriam estar estreitamente relacionados com essas necessidades e expectativas.

É importante que todas as etapas da avaliação se realizem na localidade onde se desenvolveu o projeto, para permitir a participação dos envolvidos.

Quanto tempo demandará a avaliação?

A duração da avaliação dependerá de alguns fatores, tais como:

- O número de pessoas que realizam a avaliação. Quando se incorpora a participação de avaliadores externos, o calendário de atividades dependerá da data em que chegarão e do tempo que permanecerão no projeto.
- O planejamento adequado do tempo demandado para cada atividade. A equipe de trabalho habitualmente tem agendas já ocupadas. Para decidir o melhor momento da avaliação, será preciso calcular o tempo provável que durará cada atividade antes de delegar as responsabilidades.
- A disponibilidade de tempo dos participantes da comunidade. Os habitantes da comunidade também necessitam de tempo para participar da avaliação.

AVALIAÇÃO DE PROJETOS DE SEGURANÇA ALIMENTAR E NUTRICIONAL EM COMUNIDADES **123**

- A data na qual ministérios, organizações e agências financiadoras necessitam conhecer os resultados da avaliação. Essas instituições podem necessitar dos resultados da avaliação para ajudar a decidir políticas e planos.

Quais são as recomendações para que a avaliação possa ser realizada com sucesso?

A formulação clara dos objetivos da avaliação permitirá determinar o tipo de informações que se requer, os procedimentos que serão utilizados para obter as informações e os recursos materiais e humanos para sua realização.

Uma etapa importante consiste em determinar os critérios e padrões que serão utilizados como base de comparação para as informações obtidas. É essencial que tais critérios sejam claramente definidos, de modo que a informação obtida seja válida e confiável, mesmo quando realizada por diferentes indivíduos.

A quantidade e a qualidade das informações que devem ser coletadas dependem do tipo de análise que será realizada com essas informações. Por isso, é importante definir, antecipadamente, como será o processo de avaliação.

É recomendável uniformizar os mesmos critérios de aplicação dos instrumentos e técnicas utilizados na fase de diagnóstico. Nesse sentido, pode ser necessário o treinamento das pessoas envolvidas.

Apresentar e discutir os resultados da avaliação é essencial para permitir à comunidade e às organizações participantes saberem se os esforços foram justificados.

Existem resultados inesperados durante a avaliação?

Qualquer projeto pode ter resultados inesperados. Por exemplo, uma vez identificado um problema e estabelecidos os objetivos que devem ser alcançados, um plano consistente com a solução é elaborado e executado. No entanto, fatos posteriores demonstram que o problema continua.

Um segundo exemplo: em uma comunidade com baixo consumo de verduras, foi planejada e executada uma oficina com o objetivo de estimular a realização de uma horta comunitária em um parque público. A comunidade, sensibilizada, iniciou os procedimentos de plantio quando foi constatado, por informação de técnicos do parque, que esse local era impróprio para plantio, pois se tratava de um antigo aterro sanitário. Nesse exemplo, o objetivo de estimular o plantio foi alcançado, mas o problema de baixo consumo de verduras continuou existindo.

Neste caso, qual foi o erro?

O diagnóstico inicial não incluiu a busca de informações sobre o local sugerido, nem a assessoria técnica do parque. O problema poderia ter sido evitado se os técnicos do parque estivessem envolvidos no planejamento da oficina proposta.

O que seria um exemplo de resultado positivo inesperado?

Em dada comunidade urbana, com baixo consumo de hortaliças, foram planejadas e realizadas diversas oficinas com o objetivo de capacitar as pessoas em técnicas dietéticas para o aproveitamento integral dos alimentos, por meio de uso de cascas, talos e sementes. Como resultado, os moradores aumentaram o consumo de hortaliças e perceberam que as preparações apresentadas durante as oficinas poderiam ser vendidas. Constituiu-se, assim, na comunidade, uma cooperativa para vender esses produtos.

ATIVIDADE PRÁTICA

Exemplo de atividade para trabalhar o tema

1. Título: Definição de indicadores para avaliar resultados do projeto e/ou plano de trabalho

2. Objetivos
2.1. Operacionais: definir de forma coletiva os indicadores para avaliação dos dados do projeto e/ou plano de trabalho.

AVALIAÇÃO DE PROJETOS DE SEGURANÇA ALIMENTAR E NUTRICIONAL EM COMUNIDADES **125**

2.2. Educativos: que os participantes possam perceber a importância da definição dos indicadores para a avaliação do grau de cumprimento das atividades de um projeto e/ou plano de trabalho.

3. Procedimentos

Os grupos tomarão como base para a realização da atividade os objetivos formulados na proposta do projeto e/ou plano de trabalho.

Cada grupo apresentará um objetivo de uma atividade com os indicadores correspondentes.

O facilitador e os demais participantes analisarão os indicadores apresentados descrevendo pontos positivos e negativos de cada indicador sugerido, em que momento eles serão utilizados e se o caráter da avaliação é qualitativo ou quantitativo. Ao final, farão as sugestões para que o grupo os incorpore na apresentação final de sua proposta de projeto, conforme o modelo do Quadro 9.1.

Quadro 9.1:. Modelo de plano de trabalho completo.

Objetivo específico	Estratégia	Procedimentos	Recursos materiais e humanos	Monitoramento (registros)	Indicador

CAPÍTULO 10
APRESENTAÇÃO DOS RESULTADOS

OBJETIVOS

Ao término deste capítulo, você estará apto a:

- Reconhecer a necessidade de apresentar os resultados da avaliação.
- Identificar os métodos de comunicação adequados para apresentar as informações.
- Compreender as possíveis implicações dos resultados de uma avaliação.

SÍNTESE

A comunicação dos resultados da avaliação de um projeto deve ser realizada de forma clara e compreensível. Em especial, deve considerar as necessidades da comunidade onde o projeto foi realizado. A apresentação dos resultados da avaliação deve envolver todos os integrantes do projeto.

O que pode ser mostrado nos resultados da avaliação?

- O que o projeto está tratando de fazer.
- O que realmente aconteceu e como foi realizado.
- As diferenças ou brechas entre os itens planejados e os resultados obtidos.
- As razões que explicam essas diferenças ou brechas.
- Algumas sugestões sobre o que seria necessário fazer reduzir ou eliminar os efeitos destas razões.

Quem deve conhecer os resultados da avaliação?

- Os que planejaram e incentivaram as ações.
- Os beneficiários das ações.
- Outras pessoas interessadas em desenvolver ações semelhantes.
- As instituições parceiras.

Como deve ser preparado um informe escrito?

No informe escrito, onde são apontados os resultados da avaliação, devem ser considerados os objetivos do projeto, os objetivos da avaliação propriamente dita, e os diferentes grupos com quem serão compartilhados os resultados.

> Os responsáveis pela elaboração de informes para apresentação dos resultados do projeto devem fazer os maiores esforços para que estes sejam claros, objetivos, precisos e compreensíveis para a maior parte dos envolvidos.

Como preparar um informe resumido para um fim específico?

Usar as perguntas: "o quê?", "por quê?", "quem?", "quando?" e "onde?", pode ajudar a apresentar as informações de forma clara e organizada. Destacar a mensagem principal, usando subtítulos ou chamadas de atenção.

É recomendável que diferentes pessoas leiam o informe antes que seja entregue. Para ser útil seu significado, deve ser entendido por todos.

Como preparar um informe oral?

Uma maneira de divulgar os resultados da avaliação para um grande número de participantes é fazer reuniões para apresentação e discussão. As seguintes recomendações podem ser úteis quando se prepara a apresentação dos resultados da avaliação de um projeto:

- Recordar as necessidades e interesses dos assistentes e preparar a apresentação em função dessas necessidades e interesses.
- Apresentar apenas os pontos principais (mais importantes).
- Enfatizar os pontos-chaves com a ajuda de materiais visuais e a elaboração de tabelas e gráficos.
- Estimular a participação. Sessões de perguntas e respostas ou um painel podem ajudar na apresentação dos resultados da avaliação.

Quando as pessoas são estimuladas a expressar sua opinião, podem surgir algumas divergências sobre os resultados da avaliação. Enfrentar essas situações é parte importante do enfoque participativo. É necessário tratar de manter um clima de boas relações entre as pessoas, especialmente se elas têm opiniões divergentes.

Quais características um bom informe deve ter?

As seguintes recomendações podem ser úteis para a elaboração de um bom informe, independentemente do público a que se destina.

- Ser curto e preciso.
- Usar palavras simples, claras e precisas sempre que possível.
- Apresentar apenas uma ideia por parágrafo.
- Usar subtítulos para ajudar o leitor a recordar o que está lendo e tornar o informe mais interessante.
- Apresentar o informe no momento oportuno, principalmente se seus resultados vão ser utilizados para tomar decisões.

Quais pontos devem ser levados em consideração?

- Por que fazer o informe?
- Qual será o público a receber o informe?

- Como fazer para que todos os envolvidos conheçam os resultados? Nesse caso hipotético, o informe será feito pelo grupo de trabalho para os beneficiários e para as instituições parceiras.
- Onde e quando? Na reunião mensal que reúne as instituições parceiras e a comunidade, o grupo de trabalho fará os informes. Deverá ser visto no cronograma de reuniões aquela que permite a atividade. Essa reunião será planejada de forma a permitir que outras pessoas interessadas em desenvolver ações semelhantes, compareçam.
- Como fazer a apresentação? Uma das formas de apresentar os resultados poderá ser o registro fotográfico das atividades acompanhado do relatório resumido do cumprimento ou não do proposto.

Quais aspectos devem ser considerados na elaboração de um painel para a divulgação?

Por ser uma das formas de divulgar o(s) resultado(s) do projeto, e ser a comunicação entre os participantes, deve:

- Ser de fácil visualização (estética agradável e de fácil compreensão, que apresente de forma sintética os conteúdos).
- Apresentar uma linguagem clara, sucinta e objetiva, evitando siglas.
- Favorecer a leitura e a interpretação do trabalho realizado.
- Apresentar, quanto à escrita, identidade com o público.
- Trazer o nome do projeto, indicando o problema ou o assunto.
- Mostrar o objetivo do projeto: implantar a utilização de espaços de diferentes dimensões para a produção de hortaliças: verduras, legumes e ervas aromáticas na região, por moradores locais.
- Trazer as ações realizadas: estudo do meio; roda de conversa; oficinas de plantio e pedagógicas.
- Ilustrar com fotos, mapas, gráficos, desenho, esquemas.
- Mostrar o resultado do projeto.
- Identificar as dificuldades e os desafios.
- Trazer uma proposta de continuidade e sustentabilidade para o projeto.

- Indicar o nome dos envolvidos na ação.
- Agradecer a todos que participaram do projeto.
- Se o painel for institucional, colocar todos os logos dos parceiros.

ATIVIDADE PRÁTICA

Exemplo de atividade para trabalhar o tema

1. **Título:** Elaboração de proposta de apresentação dos resultados

2. **Objetivos**
   2.1. **Operacionais:** definir, de forma coletiva, o modo de apresentação dos resultados do projeto e/ou plano de trabalho.
   2.2. **Educativos:** que os participantes possam perceber a importância da apresentação dos resultados de forma clara e precisa, acessível a todos os participantes, reproduzindo todo o caráter participativo do processo.

3. **Procedimentos**
   - Em grupo único, identificar as diferentes formas de divulgar os resultados: reunião, seminário, banner, cartazes, oficinas, livretos etc.
   - Procurar modelos de informes comumente utilizados nas organizações locais, se for pertinente.
   - Analisar a justificativa dos diferentes aspectos a serem incluídos e a melhor forma de redigir o informe para cobrir satisfatoriamente cada etapa do processo de elaboração e execução do projeto e ou plano de ação.
   - Sugere-se que os participantes analisem as dificuldades encontradas na elaboração e apresentação de seus informes e discutam como poderiam superá-las, levando em conta os conteúdos dessa unidade.
   - Sugere-se enfatizar o intercâmbio de experiências positivas na comunicação dos resultados de avaliações de projetos anteriores.

UM LIVRETE PARA A DISCUSSÃO DA EDUCAÇÃO NUTRICIONAL EM SEGURANÇA ALIMENTAR E NUTRICIONAL PARA COMUNIDADE URBANA E PERIURBANA

VIEIRA VL[1], TAVARES D[1], CODEIRO AA[2], FIORE EG[3], MANCUSO AMC[1]

[1] Faculdade de Saúde Pública da USP; [2] Universidade de Guarulhos; [3] o autor atualmente não pertence a nenhuma instituição

INTRODUÇÃO
A diversidade de atores sociais e de temas relacionados à Segurança Alimentar e Nutricional (SAN) estabelece uma troca de experiências e saberes, propiciando uma visão mais integrada da realidade.

OBJETIVO
Descrever a concepção de um livrete que pretende colaborar na formulação e desenvolvimento de políticas de SAN em nível local de regiões urbanas e periurbanas.

MÉTODO
Desenvolvido no Jardim Jaqueline, um grande bolsão de pobreza da Zona Oeste do Município de São Paulo, e com base em metodologia participativa (pesquisa-ação), o trabalho ocorreu por meio de reuniões, oficinas e exercícios com participação da comunidade, das instituições locais, de Organizações Não governamentais, Universidades e de técnicos de Secretarias Municipais que auxiliaram na compreensão da realidade e das necessidades da comunidade.

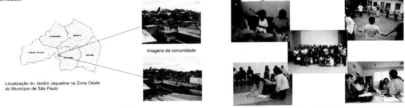

RESULTADOS
O livrete pretendeu estimular a capacitação e formação de parcerias para a construção de uma rede de apoio entre todos os que acreditam na alimentação saudável como um direito humano naquela região. Seu conteúdo aborda a problematização segundo eixos temáticos (Ação Assistencial e Emergencial; Ação Educativa e Espaço de Participação), a partir de roteiros, como elemento facilitador para as discussões. Nesta reflexão, puderam-se observar os seguintes avanços: reconhecimento dos problemas relacionados à SAN local; percepção sobre a importância da mobilização para a participação da comunidade nas questões relacionadas à SAN local; compreensão da importância em manter uma rede de parcerias para possibilitar a aproximação do território; reconhecimento de que famílias residentes em áreas de alta e muito alta vulnerabilidade social necessitam tanto de ações emergenciais como educativas; constatação da importância de aliança e reconhecimento dos atores locais para participação nos projetos sociais; conhecimento dos representantes do setor público para viabilizar parcerias.

CONCLUSÃO
O livrete mostrou que as trocas de experiências e a formação de multiplicadores possibilitam que novos atores coletivos participem de debates para ampliar e aplicar a defesa de política nacional e local em SAN, a articulação das entidades sociais, a difusão do conceito de SAN na comunidade, o diálogo com pautas e demandas do poder público, além de ações efetivas locais que contribuam para fomentar e assegurar estratégias para ações de âmbito nacional.

Contato: Viviane Laudelino Vieira – vivianevieira@usp.br

Figura 10.1: Ilustração de apresentação de resultado.
Fonte: Vieira et al. (2007).

POSFÁCIO

Honram-me as autoras com o privilégio de escrever o Posfácio desta obra intitulada *Guia de Segurança Alimentar e Nutricional*. Para mim, biólogo de formação, que embora tenha desenvolvido a carreira acadêmica e de consultor no campo da Saúde Pública e Saneamento Ambiental, não sendo, portanto, propriamente especialista no tema, foi extremamente gratificante e prazeroso perpassar as páginas do livro, e mergulhar na leitura dos 10 capítulos, contendo perguntas e respostas, apresentando atividades práticas, sempre acompanhadas de explicativas ilustrações, e ao final um interessante glossário, que remete o leitor, leigo como eu no assunto (vivendo e apreendendo), a inteirar-se da importância do tema.

Para completar o leque de informações, há em Anexos a apresentação de todo o "arcabouço legal" que permite balizar a atuação daqueles que militam no campo da Saúde Humana Nutricional.

Ainda que as autoras assinalem que o livro se destina ao pessoal de instituições públicas e privadas e às organizações que trabalham diretamente em comunidade urbanas e periurbanas, penso que o seu "espectro nutricional" é muito mais abrangente, indo além e servindo também a todos aqueles que se dedicam à docência, ou mesmo aos simples interessados em conhecer o comportamento no âmbito do ser humano, quanto às possibilidades de uma alimentação compatível com a preservação da saúde. De fato, como ressaltam as próprias autoras "é uma contribuição para a solução de problemas alimentares e nutricionais em comunidades em situação de vulnerabilidade, detectando e compreendendo os problemas".

No momento em que o país avança na construção do Sistema de Segurança Alimentar e Nutricional (Sisan), esta é uma sensível e acurada contribuição trazida por três especialistas ainda jovens, mas de grande vivência, não só acadêmica, mas sobretudo prática, como demonstram suas atuações e missões junto às entidades municipais, estatais e federais, e a efetiva participação na instituição do Centro de Referência em Segurança Alimentar e Nutricional do Butantã (CRSANS-BT), em São Paulo.

O livro, apresentado em linguagem simples e de modo didático, não foge de uma abordagem profunda do tema, mantendo o necessário rigor técnico-científico, refletindo a vivência e longa experiência das autoras nessa importantíssima área da Saúde Pública.

Assim, em boa hora, o CNPq resolveu apoiar a pesquisa que deu origem a esta obra que vem se somar à linha de publicações de excelência da área de Nutrição, da Faculdade de Saúde Pública da Universidade de São Paulo.

Estas são minhas considerações ao denodo e esforço das autoras na produção de tão meritória obra.

PROF. DR. ARISTIDES ALMEIDA ROCHA

Graduado em Ciências Biológicas pela Universidade de São Paulo (USP), concluiu mestrado e doutorado em Ciências Biológicas no Instituto de Biociências da USP.

REFERÊNCIAS

ARANHA, M. G. L. Filosofia da Educação. 3.ed. São Paulo: Moderna, 2007.

ASSAO, T. Y. et al. Práticas e percepções acerca da Segurança Alimentar e Nutricional entre representantes das instituições integrantes de um Centro de Referência localizado na região do Butantã, Município de São Paulo. *Saúde e Sociedade*, v. 16, p. 102-116, 2007.

ÁVILA, C. M. de B. *Mecanismos de democracia participativa no Direito brasileiro*. São Paulo, 2002. Dissertação (Mestrado). Faculdade de Direito da USP da Universidade de São Paulo.

BARRETO, S. M. et al. Análise da estratégia global para alimentação, atividade física e saúde, da Organização Mundial da Saúde. *Epidemiol. Serv. Saúde*, v. 14. n 1, p. 41-68, mar. 2005.

BELIK, W.; SILVA, J. G. da; TAKAGI, M. Políticas de combate à fome no Brasil. *São Paulo Perspec.*, v. 15, n. 4, p. 119-129, out/dez 2001.

BRASIL. Lei n. 6.321, de 14 de abril de 1976. Dispõe sobre a dedução, do lucro tributável para fins de imposto sobre a renda das pessoas jurídicas, do dobro das despesas realizadas em programas de alimentação do trabalhador. Diário Oficial da União, Brasília, DF, 19 abr. 1976.

_____. Constituição (1988). Constituição da República Federativa do Brasil. Brasília, DF, Senado, 1988.

_____. Lei n. 8.142, de 28 de dezembro de 1990. Dispõe sobre a participação da comunidade na gestão do Sistema Único de Saúde (SUS) e sobre as transferências intergovernamentais de recursos financeiros na área da saúde e dá outras providências. Diário Oficial da União, Brasília, DF, 31 dez. 1990.

_____. Decreto n. 5, de 14 de janeiro de 1991. Regulamenta a Lei n. 6.321, de 14 de abril de 1976, que trata do Programa de Alimentação do Trabalhador, revoga o Decreto n. 78.676, de 8 de novembro de 1976, e dá outras providências. Diário Oficial da União, Brasília, DF, 15 jan. 1991. Seção 1. p. 1058.

_____. Lei n. 11.346, de 15 de setembro de 2006. Lei Orgânica de Segurança Alimentar e Nutricional (LOSAN). Cria o Sistema Nacional de Segurança Alimentar e Nutricional (SISAN) com vistas em assegurar o direito humano à alimentação adequada e dá outras providências. Diário Oficial da União, Brasília, DF, 18 set. 2006.

_____. Ministério do Desenvolvimento Social e Combate à Fome. Secretaria Nacional de Segurança Alimentar e Nutricional. Marco de Referência de Educação Alimentar e Nutricional para Políticas Públicas. Brasília, DF, MDS, 2012. 67p.

_____. Ministério da Saúde. Secretaria de Atenção à Saúde. Departamento de Atenção Básica. Guia alimentar para a população brasileira: promovendo a alimentação saudável. Brasília, Ministério da Saúde, 2008. 210 p. (Série A. Normas e Manuais Técnicos).

_____. Ministério da Saúde. Secretaria da Atenção à Saúde. Departamento de Atenção Básica. Guia Alimentar para a População Brasileira. Ministério da Saúde, Secretaria de Atenção à Saúde, Departamento de Atenção Básica. 2.ed.. Brasília: Ministério da Saúde, 2014.

_____. Ministério da Saúde, Conselho Nacional de Secretarias Municipais de Saúde. *O SUS de A a Z: garantindo a saúde nos municípios*. 3.ed. Ministério da Saúde. Brasília, DF, 2009. p. 480 (Série F. Comunicação e Educação em Saúde).

_____. Emenda Constitucional 64, de 4 de fevereiro de 2010. Altera o art. 6º da Constituição Federal, para introduzir a alimentação como direito social. Diário Oficial da União, Brasília, DF, 4 fev. 2010.

_____. Decreto n. 51.359, de 25 de março de 2010, vinculado à Secretaria Municipal do Verde e do Meio Ambiente, voltado à melhoria qualitativa do padrão alimentar dos moradores da região, à conscientização para a sustentabilidade do consumo, à inclusão social e à criação de um espaço para o diálogo entre a população local e o Poder Público, 2010.

_____. Decreto n. 7.272, de 25 de agosto de 2010. Regulamenta a Lei n. 11.346, de 15 de setembro de 2006, que cria o Sistema Nacional de Segurança

Alimentar e Nutricional (SISAN) com vistas a assegurar o direito humano à alimentação adequada, institui a Política Nacional de Segurança Alimentar e Nutricional (PNSAN), estabelece os parâmetros para a elaboração do Plano Nacional de Segurança Alimentar e Nutricional, e dá outras providências. Diário Oficial da União, Brasília, DF, 26 ago. 2010.

_____. Presidência da República. *Casa Civil Subchefia para Assuntos Jurídicos*. Decreto n. 7.794, de 20 de agosto de 2012. Institui a Política Nacional de Agroecologia e Produção Orgânica – PNAPO. Diário Oficial, 21 ago. 2012, Seção 1.

_____. Ministério da Saúde, Secretaria de Atenção à Saúde, Departamento de Atenção Básica. Política Nacional de Alimentação e Nutrição – PNAN. Ministério da Saúde, Brasília, DF, 2012. 84p. (Série B. Textos Básicos de Saúde)

_____. Ministério do Desenvolvimento Social e Combate à Fome. *Marco de referência de educação alimentar e nutricional para as políticas públicas*. Brasília, DF, MDS; Secretaria Nacional de Segurança Alimentar e Nutricional, 2012. 68 p.

_____. Portaria n. 424, de 19 de março de 2013. Redefine as diretrizes para a organização da prevenção e do tratamento do sobrepeso e obesidade como linha de cuidado prioritária da Rede de Atenção à Saúde das Pessoas com Doenças Crônicas. *Diário Oficial da União*, Brasília, DF.

_____. Resolução/CD/FNDE n. 26 de 17 de junho de 2013. Dispõe sobre o atendimento da alimentação escolar aos alunos da educação básica no âmbito do Programa Nacional de Alimentação Escolar – PNAE. *Diário Oficial da União*, Brasília, DF.

_____. Ministério da Saúde. Secretaria-Executiva. *Glossário temático: alimentação e nutrição*. Ministério da Saúde. Secretaria-Executiva. Secretaria de Atenção à Saúde. – 2. ed. Brasília: Ministério da Saúde, 2013. 52 p.

BUCCI, M. P. D. *Buscando um Conceito de Políticas Públicas para a Concretização dos Direitos Humanos*. Disponível em http://www.dhnet.org.br/direitos/textos/politicapublica/mariadallari.htm. Acessado em: abr. 2015.

CERVATO-MANCUSO, A. M. Elaboração de programas de Educação Nutricional. In: Diez-Garcia, R. W.; Cervato-Mancuso, A. M. (Org.). *Mudanças alimentares e Educação Nutricional*. Rio de Janeiro: Guanabara Koogan, 2011, p. 187-97.

CERVATO-MANCUSO, A. M. et al. Participação popular em segurança alimentar e nutricional. In: CONGRESSO MUNDIAL DE SAÚDE PÚBLICA, 11, 2006, Rio de Janeiro. *Anais*, Rio de Janeiro, 2006.

_____. Nutrição e alimentação em saúde pública. In: ROCHA, A. A.; CESAR, C. L. G.; RIBEIRO, H. (Org.) *Saúde Pública: Bases Conceituais*. 2.ed. São Paulo: Atheneu, 2013.

CERVATO-MANCUSO, A. M.; CORDEIRO, A. A.; COSTA, C. (Org.). *Educação nutricional em segurança alimentar e nutricional para comunidade urbana e periurbana: modelos praticados e avaliação de estratégia*. Relatório final. São Paulo: CNPq, processo 503606/2003-0, edital MCT/MESA/CNPq/CT Agronegócios, 01/2003, ago 2006. 45p.

CERVATO-MANCUSO, A. M.; VIEIRA, V. L.; COSTA, C. G. A. Alimentação como um direito humano e as políticas sociais atuais. In: DIEZ-GARCIA, R. W.; CERVATO-MANCUSO, A. M. (Org.). *Mudanças alimentares e educação nutricional*. Rio de Janeiro: Guanabara Koogan, 2011, p. 92-8.

CORDEIRO, A. A. et al. Conceito de segurança alimentar e nutricional: discurso do sujeito coletivo dos integrantes de um centro de referência em segurança alimentar e nutricional. In: CONGRESSO BRASILEIRO DE CIÊNCIAS SOCIAIS E HUMANAS EM SAÚDE, 2005, Florianópolis. *Anais*, Florianópolis.

DALLARI, D. de A. *Elementos de Teoria Geral do Estado*. 19.ed. São Paulo: Saraiva, 1995.

_____. *Direitos Humanos e Cidadania*. São Paulo: Moderna, 1998, p. 14.

DECLARAÇÃO UNIVERSAL PELOS DIREITOS HUMANOS. Adotada e proclamada pela Resolução n. 217A (III) da Assembleia Geral das Nações Unidas em 10 de dezembro de 1948. Disponível na Biblioteca Virtual de Direitos Humanos da Universidade de São Paulo: www.direitoshumanos.usp.br. Acessado em: jan. 2015.

DIAS, J. M. et al. Barra de cereais desenvolvida por uma cooperativa popular no contexto da economia solidária. *Segurança Alimentar e Nutricional*, Campinas, v. 17, n. 1, p. 94-103, 2010.

[FAO] ORGANIZAÇÃO DAS NAÇÕES UNIDAS PARA A ALIMENTAÇÃO E AGRICULTURA. *Guia Metodológico de Comunicação Social em Nutrição*. Roma: FAO, 1999. 98p.

_____. *Manejo de projetos comunitários em alimentação e nutrição: guia didático*. Recife: FAO, 2000. 243p.

FERRER, S. R. et al. A relação entre lideranças comunitárias em uma região de alta vulnerabilidade social. *Revista Saúde e Sociedade*, Santos, v. 14 (1 sup.), p. 142-3, 2005. Apresentado no IX Congresso Paulista de Saúde Pública, Santos, São Paulo, 2005 out. 22-26.

FIORE, E. G. et al. Implantação de centro de referência em SAN: a experiência interdisciplinar e o papel da universidade. In: MOSTRA DE EXPERIÊNCIAS BEM-SUCEDIDAS EM NUTRIÇÃO; 1, 2005 out. 20-21; Brasília. *Anais*, Brasília, 2005, p. 34.

_____. Perfil nutricional de idosos frequentadores de Unidade Básica de Saúde. *Rev. Ciên. Méd.*, Campinas, v. 15, n. 5, p. 369-377, set/out., 2006.

FREIRE, P. *A pedagogia da autonomia: saberes necessários à prática educativa*. 21. ed. São Paulo: Paz e Terra, 1996. 168p.

FREITAS, V.L.; REDOLFI, S. C. S.; CERVATO-MANCUSO, A. M. Segurança Alimentar e Nutricional em Unidade Básica de Saúde: atividades educativas para a Promoção da Saúde. In: [SIICUSP] SIMPÓSIO INTERNACIONAL DE INICIAÇÃO CIENTÍFICA DA UNIVERSIDADE DE SÃO PAULO, 2008, Ribeirão Preto. *Anais*, 16° SIICUSP, Ribeirão Preto, 2008.

GULLIFORD, M. C.; MAHABIR, D.; ROCKE, B. Food insecurity, food choices, and body mass index in adults: nutrition transition in Trinidad and Tobago. *Int J Epidemiol*, v. 32, n. 4, p. 508-516; 2003.

GRAÇA, M. DAS G. *Políticas Públicas*. Florianópolis: Departamento de Ciências da Administração/UFSC [Brasília]: CAPES: UAB, 2009. 130p

GUANZIROLI, C. E. PRONAF dez anos depois: resultados e perspectivas para o desenbolvimento rural. Brasília/DF, Rev. Econ. Sociol. Rural, v. 45, n. 2, p. 301-328, 2007.

[IBGE] INSTITUTO BRASILEIRO DE GEOGRAFIA E ESTATÍSTICA. Pesquisa nacional por amostra de domicílios. Segurança alimentar 2004. Brasil, Rio de Janeiro, Ministério do Planejamento, Orçamento e Gestão; Ministério da Saúde, IBGE, 2006.

_____. Pesquisa nacional por amostra de domicílios. Segurança Alimentar 2013. Brasil, Rio de Janeiro, Ministério do Planejamento, Orçamento e Gestão; Ministério do Desenvolvimento Social e Combate à Fome, 2014.

JONSSON, U. Human Rights Approach to Development Programming. Nairobi, Unicef, Eastern and Southern Africa Regional Office, April 2003, p. 122

LEÃO, M. (Org). O direito humano à alimentação adequada e o sistema nacional de segurança alimentar e nutricional. Brasília: Abrandh, 2013.

MARQUES, M. L.; SILVA JR., E. A. *Manual Aberc de Práticas de Elaboração e Serviço de Refeições para Coletividades*. 10.ed. São Paulo: Ed. Aberc, 2013. 242p.

MATSUMOTO, R. L. T. et al. Avaliação do estado nutricional de crianças de 4 a 10 anos de idade em um município do estado de São Paulo (resumo). *Revista Nutrire*, 2005. Apresentado no VIII Congresso Nacional da SBAN, 2005, São Paulo.

PEREIRA, D. A.; CORDEIRO, A. A.; CERVATO, A. M. Segurança Alimentar: passado, presente e futuro. In: [SIICUSP] SIMPÓSIO INTERNACIONAL DE INICIAÇÃO CIENTÍFICA DA USP, 2004. Ribeirão Preto. Anais. Ribeirão Preto, 2004.

PEREIRA, D. A.; VIEIRA V. L.; FIORE, E. G.; CERVATO-MANCUSO, A. M. Insegurança alimentar em região de alta vulnerabilidade social da cidade de São Paulo. *Segurança Alimentar e Nutricional*, v. 13, p. 34-42, 2006.

PEREIRA, J. L.; CERVATO-MANCUSO, A. M. Projeto de extensão: Educação em segurança alimentar e nutricional para comunidade moradora de região urbana de alta e muito alta vulnerabilidade social. In: SIMPÓSIO INTERNACIONAL DE INICIAÇÃO CIENTÍFICA DA UNIVERSIDADE DE SÃO PAULO, 16, 2008, Ribeirão Preto, *Anais...*, Ribeirão Preto, 2008.

PHILIPPI, S. T. et al. Pirâmide alimentar adaptada: guia para escolha dos alimentos. *Rev Nutr*, p. 65-80, jan./abr. 1999.

PROENÇA, R. P. da C; SOUZA, A. A.; VEIROS, M. B; HERING, B. Qualidade nutricional sensorial na produção de refeições. Florianópolis: Ed. da UFSC, 2005. 221p

OKU, S. K. et al. Análise qualitativa dos cardápios oferecidos por centros educacionais em um bolsão de pobreza do município de São Paulo (resumo). *Revista Saúde Sociedade* 2005. v. 14 (1 sup), p. 144. [Apresentado no IX Congresso Paulista de Saúde Pública, 2005, out. 22-26, Santos, São Paulo]

OKU, S. K.; CORDEIRO, A. A.; CERVATO, A. M. Análise qualitativa dos cardápios servidos por centros educacionais em área de alta vulnerabilidade social do município de São Paulo. *Nutrição em Pauta*; jan/fev, p. 10-15, 2007.

REFERÊNCIAS **141**

[OPAS] ORGANIZAÇÃO PAN-AMERICANA DA SAÚDE. *Doenças crônico--degenerativas e obesidade: estratégia mundial sobre alimentação saudável, atividade física e saúde.* Brasília, DF, 2003.

SÃO PAULO (Cidade). Decreto n. 51.359, de 25 de março de 2010. Cria o Centro de Referência em Segurança Alimentar e Nutricional Sustentável do Butantã – CRSANS-BT, vinculado à Secretaria Municipal do Verde e do Meio Ambiente. *Diário Oficial da Cidade de São Paulo*, São Paulo, 26 mar. 2010.

SOUZA, L. J. de et al. Prevalência de obesidade e fatores de risco cardiovascular em Campos, Rio de Janeiro. Arq Bras Endocrinol Metab [periódico na Internet]. [citado 30 out. 2006], São Paulo, v. 47, n. 6, 669-676. Dez 2003. Disponível em: http://www.scielo.br/scielo.php?script=sci_arttext&pid=S0004-27302 003000600008&lng=pt&nrm=iso. doi: 10.1590/S0004-27302003000600008.

TUCILO, D. R.; CERVATO, A. M.; FIORE, E. G. Perfil nutricional de idosos frequentadores de unidade básica de saúde In: CONGRESSO INTERNACIONAL DE INICIAÇÃO CIENTÍFICA, 2, 2004, São Paulo.

VALENTE, F. L. S. Direito humano à alimentação – desafios e conquistas. São Paulo, Cortez, 2002.

VIEIRA, V. L. Caracterização de mães de crianças atendidas pela Pastoral da Criança de uma região de grande vulnerabilidade social (resumo) *Revista Saúde Sociedade*, v.14 (1 sup): 239-40. [Apresentado no IX Congresso Paulista de Saúde Pública, 2005 out 22 - 26, Santos, São Paulo].

VIEIRA, V. L. et al. Atividades relacionadas à segurança alimentar e nutricional desenvolvidas em comunidade carente do município de São Paulo. In: CONGRESSO BRASILEIRO DE CIÊNCIAS SOCIAIS E HUMANAS EM SAÚDE, 3, 2005, Florianópolis. *Anais...* Florianópolis, 2005.

_____. Padrões de consumo alimentar segundo a situação de segurança alimentar familiar em região de alta vulnerabilidade social do município de São Paulo. In: CONGRESSO PAULISTA DE SAÚDE PÚBLICA, 27-31 out. 2007, Botucatu. *Anais...* Botucatu, 2007.

VIEIRA, V. L.; CERVATO-MANCUSO, A. M. Um livrete para a discussão da educação nutricional em segurança alimentar e nutricional para comunidade urbana e periurbana. In: CONGRESSO BRASILEIRO DE CIÊNCIAS SOCIAIS E HUMANAS EM SAÚDE, –13-18 jul. 2007, Salvador. *Anais...* Salvador, 2007.

_____. Trabalho materno e desnutrição infantil em área de alta vulnerabilidade social. *Pediatria (São Paulo)*, v. 32, n. 3, p. 177-83, 2010.

VIEIRA, V. L.; SOUZA, J. M. P.; CERVATO-MANCUSO, A. M. Insegurança alimentar, vínculo mãe-filho e desnutrição infantil em área de alta vulnerabilidade social. *Rev Bras de Saúde Materno Infantil*, v. 10, n. 2, p. 199-207, 2010.

WITZEL, D. et al. Centro de Referência em Segurança Alimentar: instituições participantes. In: [SIICUSP] SIMPÓSIO INTERNACIONAL DE INICIAÇÃO CIENTÍFICA DA USP, –23-24 nov. 2004, Ribeirão Preto. *Anais...* Ribeirão Preto, 2004.

XAVIER, V. M.; FIORE, E. G.; CERVATO, A. M. Ações desenvolvidas em Segurança Alimentar e Nutricional. In: SIMPÓSIO INTERNACIONAL DE INICIAÇÃO CIENTÍFICA DA USP, 12, 23-24 nov. 2004, Ribeirão Preto. *Anais...* Ribeirão Preto, 2004.

XAVIER, V. M. et al. Avaliação formativa das ações educativas em segurança alimentar e nutricional em região de alta vulnerabilidade social (resumo). *Revista Saúde Sociedade*, v. 14 (supl. 1), p. 67, 2005. [Apresentado no IX Congresso Paulista de Saúde Pública, –22-26 out. 2006, Santos, São Paulo].

SITES ÚTEIS

Ação Brasileira pela Nutrição e Direitos Humanos – Abrandh
http://www.abrandh.org.br/
Ação da Cidadania
http://www.acaodacidadania.com.br/
Ação Fome Zero
http://www.acaofomezero.org.br/
Aleitamento materno
http://www.aleitamento.com.br/
Associação Brasileira de Saúde Coletiva – Abrasco
http://www.abrasco.org.br/site/
Biblioteca Regional de Medicina – Bireme
http://www.bireme.br/local/Site/bireme/P/descricao.htm
Centro de Referência em Segurança Alimentar e Nutricional – Ceresan
http://r1.ufrrj.br/cpda/ceresan/

REFERÊNCIAS **143**

Curso de Pós-Graduação em Desenvolvimento, Agricultura e Sociedade – CPDA
http://r1.ufrrj.br/cpda/
Centro de Vigilância Epidemiológica – CVE-SP
http://www.cve.saude.sp.gov.br/
Coordenadoria Ecumênica de Serviço – Cese
http://www.cese.org.br/
Conselho Nacional de Saúde – CNS
http://conselho.saude.gov.br/
Comissão Técnica Nacional de Biossegurança
http://www.ctnbio.gov.br/
Comitê de Entidades no Combate à Fome e pela Vida – Coep
http://www.coepbrasil.org.br/portal/publico/home.aspx
Companhia Nacional de Abastecimento – Conab
http://www.conab.gov.br/
Conselho Nacional de Segurança Alimentar e Nutricional – Consea
http://www3.planalto.gov.br/consea
Diaconia (ONG)
http://www.diaconia.org.br/novosite/home/index.php
Empresa Brasileira de Pesquisa Agropecuária – Embrapa
https://www.embrapa.br/
Fórum Brasileiro de Economia Popular e Solidária – FBES
http://www.fbes.org.br/
Fundo Nacional de Desenvolvimento da Educação – FNDE
http://www.fnde.gov.br/
Glossário Temático Alimentação e Nutrição
http://bvsms.saude.gov.br/bvs/publicacoes/glossario_alimenta.pdf
Instituto Brasileiro de Geografia e Estatística – IBGE
http://www.ibge.gov.br/
http://www.ibge.gov.br/home/mapa_site/mapa_site.php#populacao
Instituto Alana
http://alana.org.br/#intro
Instituto de Defesa do Consumidor – Idec
http://www.idec.org.br/

Instituto de Pesquisa Econômica Aplicada – Ipea
http://www.ipea.gov.br/portal/
Ministério da Saúde
http://portalsaude.saude.gov.br/
Ministério do Desenvolvimento Social e Combate à Fome – MDS
http://www.mds.gov.br/
Núcleo de Estudos e Pesquisas em Alimentação – Nepa
http://www.unicamp.br/nepa/
Observatório de Políticas de Segurança Alimentar e Nutrição – Opsan
http://fs.unb.br/opsan/
Organização das Nações Unidas para Alimentação e Agricultura – FAO
https://www.fao.org.br/
Organização Pan-Americana da Saúde – Opas
http://www.paho.org/bra../
Oxfam Brasil
http://www.oxfam.org/en/countries/brazil
Pastoral da Criança
http://www.pastoraldacrianca.org.br/pt
Portal ODM Acompanhamento Brasileiro dos Objetivos de Desenvolvimento do Milênio
http://www.portalodm.com.br/
Programa das Nações Unidas para o Desenvolvimento – PNUD
http://www.pnud.org.br/
Rede Brasileira de Alimentação e Nutrição do Escolar – Rebrae
http://www.rebrae.com.br/
Rede de Defesa e Promoção da Alimentação Saudável, Adequada e Solidária – Redesans
http://www.redesans.com.br/
Scientific Eletronic Library Online – SciELO
http://www.scielo.br/scielo.php?script=sci_home&lng=pt&nrm=iso
Secretaria Estadual da Saúde
http://www.saude.sp.gov.br/
Secretaria Municipal da Saúde
http://www.prefeitura.sp.gov.br/cidade/secretarias/saude/
Slow Food Brasil
http://www.slowfoodbrasil.com/

United State Departament of Agriculture
http://www.usda.gov/wps/portal/usda/usdahome
World Health Organization – WHO
http://www.who.int/en/
Center for Desease Control and Prevetion
http://www.cdc.gov

GLOSSÁRIO

Ações de promoção da saúde: atividades na unidade básica de saúde (atendimentos individuais, orientações de grupos de pacientes e estímulo à amamentação), programa de assistência socioeducativa às famílias.

Ações educativas cotidianas no ambiente institucional: ações educativas direcionadas a alterações no estado nutricional (déficit e excesso de peso) verificadas na avaliação nutricional, hortas escolares, oferta de hortaliças para estimular o consumo destas, promoção de um local apropriado para a realização da alimentação, maneira de apresentação dos alimentos, inserção dos beneficiários no preparo dos alimentos.

Alimentação: processo biológico e cultural que se traduz na escolha, preparação e consumo de um ou vários alimentos.

Alimentação saudável/equilibrada: padrão alimentar adequado às necessidades biológicas e sociais dos indivíduos e de acordo com as fases do curso da vida. Deve ser acessível (física e financeiramente), saborosa, variada, colorida, harmônica e segura quanto aos aspectos sanitários. Esse conceito considera as práticas alimentares culturalmente referenciadas e valoriza o consumo de alimentos saudáveis regionais (como legumes, verduras e frutas), sempre levando em consideração os aspectos comportamentais e afetivos relacionados às práticas alimentares.

Alimento *in natura*: alimento ofertado e consumido em seu estado natural, sem sofrer alterações industriais que modifiquem suas propriedades físico-químicas (textura, composição, propriedades organolépticas). As frutas e o leite fresco são exemplos de alimentos *in natura*.

Alimento seguro: alimento que não causa dano à saúde quando preparado ou consumido de acordo com seu propósito de uso.

Avaliação antropométrica: avaliação do crescimento físico e, por extensão, do estado nutricional por meio de medidas de peso e de altura e, de forma complementar, de outras medidas como perímetros, circunferências e dobras cutâneas.

Avaliação da situação nutricional: avaliação do peso e da estatura das crianças e acompanhamento destas.

Bem-estar nutricional: estado orgânico em que as funções de consumo e de utilização de energia alimentar e de nutrientes se fazem de acordo com as necessidades biológicas do indivíduo.

Boas práticas de fabricação de alimentos: procedimentos necessários para garantir a qualidade dos alimentos. O regulamento que estabelece os procedimentos necessários para a garantia da qualidade higiênico-sanitária dos alimentos preparados é a Resolução RDC n. 216, de 2004, da Agência Nacional de Vigilância Sanitária (Anvisa), denominado Regulamento Técnico de Boas Práticas para Serviços de Alimentação.

Cadeia alimentar: etapas que envolvem a obtenção do alimento, desde a produção da matéria-prima até o consumo.

Caráter intersetorial: aspecto que considera a corresponsabilidade de dois ou mais setores do governo em relação às causas ou às soluções dos problemas de alimentação e nutrição.

Carência nutricional: situação em que deficiências gerais ou específicas de energia e nutrientes resultam na instalação de processos orgânicos adversos para a saúde.

Centro de Referência em Segurança Alimentar e Nutricional: local que proporcione à população discussões sobre segurança alimentar e nutricional, com fomento à prática da cidadania, de convivência e participação social, promovendo a intersetorialidade local, por meio do desenvolvimento de ações de segurança alimentar da população local, com a promoção de: cursos, seminários, fóruns, formação de uma rede local

GLOSSÁRIO **149**

com técnicos e representantes das entidades locais, formação de um conselho consultivo, entre outros.

Cidadania: "A cidadania expressa um conjunto de direitos que dá à pessoa a possibilidade de participar ativamente da vida e do governo de seu povo. Quem não tem cidadania está marginalizado ou excluído da vida social e da tomada de decisões, ficando numa posição de inferioridade dentro do grupo social". (Dallari, 1998, p. 138)

Coleta e transferência de gêneros alimentícios: campanhas de arrecadação de alimentos e distribuição destes para famílias carentes, doações de gêneros alimentícios por parte das organizações não governamentais, das feiras livres e dos comércios (sacolões); banco de alimentos, mobilização de empresários na doação de cestas básicas; programa de governo como Viva Leite, Alimenta São Paulo.

Crescimento: processo dinâmico e contínuo que engloba o desenvolvimento físico do corpo, a substituição e a regeneração de tecidos e órgãos humanos. Esse processo é considerado como um dos melhores indicadores de saúde da criança, em razão de sua estreita dependência de fatores sociais e ambientais, tais como alimentação, ocorrência de doenças, cuidados gerais e condições de vida no passado e no presente.

Deficiência nutricional: estado orgânico que resulta de um processo em que as necessidades fisiológicas de nutrientes não estão sendo atendidas. A deficiência nutricional pode ser decorrente tanto de problemas alimentares quanto de problemas orgânicos.

Desnutrição: expressão biológica da carência prolongada da ingestão de nutrientes essenciais à manutenção, ao crescimento e ao desenvolvimento do organismo humano. É um processo orgânico, determinado socialmente, na medida em que o sistema político-econômico regula o grau de acesso aos alimentos. Esse estado refere-se normalmente ao tipo de desnutrição energético-proteica.

Desnutrição energético-proteica: estado orgânico nutricional resultante da ingestão insuficiente de calorias e proteínas por um indivíduo.

Direito humano à alimentação adequada (DHAA): direito humano indivisível, universal e não discriminatório que assegura a qualquer ser humano uma alimentação saudável e condizente com seus hábitos culturais. Para a garantia do DHAA, é dever do Estado estabelecer políticas que melhorem o acesso das pessoas aos recursos para produção ou aquisição, seleção e consumo dos alimentos, por meio da elaboração e implementação de políticas, programas e ações que promovam sua progressiva realização.

Direitos humanos: conjunto de princípios aprovado pela Assembleia Geral das Nações Unidas, na Declaração Universal dos Direitos do Homem, que estabelece os direitos fundamentais do ser humano.

Enriquecimento de alimentos: adição de determinados nutrientes a alimentos com baixo conteúdo em relação a determinados princípios nutritivos. São exemplos de nutrientes: vitaminas, sais minerais etc. Ver *Alimento fortificado*; *Nutriente*.

Estudo Nacional da Despesa Familiar (Endef): pesquisa domiciliar realizada com o objetivo de obter informações sobre o consumo alimentar das famílias. Essa pesquisa, feita pelo IBGE entre agosto de 1974 e agosto de 1975, permitiu uma avaliação ampla de aspectos quantitativos e qualitativos do estado nutricional das famílias. Nessa pesquisa, foram registrados todos os produtos consumidos, sua origem e, quando comprados, os locais de aquisição). Essas informações permitiram a identificação e a caracterização das atividades profissionais dos membros da família. Houve também avaliação antropométrica em que se observou o peso, a altura e a circunferência do braço esquerdo.

Estado nutricional: resultado do equilíbrio entre o consumo de nutrientes e o gasto energético do organismo para suprir as necessidades nutricionais, em plano individual ou coletivo. Há três tipos de manifestação: adequação nutricional, carência nutricional e distúrbio nutricional.

Equidade: justiça e igualdade da atenção à saúde, sem privilégios ou preconceitos. Tratar desigualmente os desiguais.

Fome Zero: programa de governo que se integra à Política Nacional de Segurança Alimentar e Nutricional direcionada a grupos da população mais vulneráveis à insuficiência alimentar, para combater a fome e as suas causas estruturais que geram a exclusão social. A Política Nacional de Segurança Alimentar e Nutricional visa garantir a todos os brasileiros condições de acesso a alimentos seguros e de qualidade, em quantidade suficiente e de modo permanente, sem comprometer o acesso a outras necessidades essenciais e com base em práticas alimentares saudáveis, contribuindo, assim, para uma existência digna em um contexto de desenvolvimento integral do ser humano.

Fórum Brasileiro de Segurança Alimentar e Nutricional (FBSAN), criado em 1998, tem como objetivo promover uma mobilização social no campo da segurança alimentar e nutricional no Brasil, propiciando um espaço político e técnico permanente de diálogo, articulação e intervenção de um conjunto de organizações da sociedade civil nos processos de formulação e proposição sobre políticas públicas. O FBSAN é marcado pela riqueza e variedade das experiências de ONGs, movimentos sociais, redes e entidades que o integram, com o objetivo de promover o Direito Humano à Alimentação Adequada e a Soberania e Segurança Alimentar e Nutricional.

Guia alimentar: instrumento informativo que define as diretrizes do país sobre alimentação saudável a fim de promover a saúde. Elaborado com base no cenário epidemiológico-nutricional e no contexto socioeconômico e cultural do país, apresenta um conjunto de recomendações destinadas à população em geral e traduz os conhecimentos científicos sobre alimentação e nutrição em mensagens práticas, facilitando a seleção dos alimentos e orientando sobre a forma e a quantidade em que devem ser consumidos.

Hábitos alimentares saudáveis: ver *Práticas alimentares saudáveis, Segurança e qualidade dos alimentos.*

Hábitos saudáveis: conjunto de atos e atitudes que visam à manutenção da saúde e qualidade de vida. Constituem hábitos saudáveis: a) alimentação adequada e balanceada; b) prática regular de atividade física; c) convivência social estimulante; d) busca, em qualquer fase da vida, de atividades ocupacionais prazerosas e de mecanismos de atenuação do estresse.

Horta: local onde são cultivadas hortaliças, plantas popularmente conhecidas como verduras e legumes, além de ervas medicinais e temperos, em áreas privadas ou públicas, para produção de alimentos e/ou espaço pedagógico, o qual pode constituir-se em laboratório vivo para diversas atividades didáticas, grupo de estudo sobre agricultura, formação de multiplicadores e fomento para implantação de hortas comunitárias ou não.

Indicador de saúde: é o que proporciona informações relevantes sobre determinados atributos e dimensões do estado de saúde, bem como sobre o desempenho do sistema de saúde. Quando vistos de forma conjunta, os indicadores devem refletir a situação sanitária de uma população e servir para a vigilância das condições de saúde. Quando gerados de forma regular e manejados em um sistema dinâmico, são ferramentas fundamentais para gestão e avaliação da situação de saúde em todos os níveis de governo.

Iniciativa popular: permite ao povo a oportunidade de apresentar ao Poder Legislativo um projeto normativo de interesse coletivo, o qual, após discussão parlamentar e respeitados os requisitos do processo legislativo, pode se transformar em lei. É um instituto que, quando bem estruturado, dá força de voz à soberania popular.

Igualdade: organização social em que não há privilégios de classes. Princípio pelo qual todos os cidadãos podem invocar os mesmos direitos: igualdade política, civil. Uniformidade, continuidade: igualdade de ânimo.

Intersetorialidade: Aspecto que considera a corresponsabilidade de dois ou mais setores do governo em relação às causas ou às soluções dos problemas, inclusive relacionadas à alimentação e nutrição.

[(In)SAN] Insegurança alimentar e nutricional: é o acesso limitado aos alimentos (Carmichael et al., 2007), que inclui problemas com a quantidade e qualidade dos alimentos e a incerteza sobre o abastecimento de alimentos (Gulliford, Mahabir e Rocke, 2003), afetando a saúde em vários aspectos.

GLOSSÁRIO **153**

Nutrição: estado fisiológico que resulta do consumo e da utilização biológica de energia e nutrientes em âmbito celular.

Nutriente: componente químico necessário ao metabolismo humano que proporciona energia ou contribui para o crescimento, o desenvolvimento, a manutenção da saúde e da vida. Normalmente, os nutrientes são recebidos pelo organismo por meio da ingestão de alimentos. A carência ou excesso de nutrientes pode provocar mudanças químicas ou fisiológicas.

Obesidade: doença crônica de natureza multifatorial (fatores ambientais, nutricionais e genéticos) caracterizada pelo acúmulo excessivo de gordura no corpo, acarretando prejuízos à saúde.

Orientação alimentar: orientação que visa a escolha, preparação, conservação doméstica de alimentos e ao consumo destes. A orientação alimentar considera o valor nutritivo do alimento e as indicações específicas das condições do indivíduo, a saber: a) condições fisiológicas, tais como crescimento, gravidez, lactação; b) condições patológicas, tais como desnutrição, obesidade, diabetes, doenças carências; c) condições socioeconômicas, tais como acesso aos alimentos, preferências alimentares, cultura alimentar, relação valor nutritivo *versus* custos.

Orientação e cursos: curso de culinária, curso de pintura em tecido, curso de aproveitamento integral dos alimentos, oficinas de manipulação e aproveitamento integral de alimentos, orientações sobre higiene e manejo de frutas e verduras, orientações sobre combate à obesidade e sobre alimentação saudável, estímulo do consumo de frutas e verduras, palestras informativas, eventos culturais que estimulem a doação de alimentos; educação nutricional.

Padrão alimentar: características dos hábitos e do comportamento alimentar individual ou coletivo.

Pesquisa Nacional sobre Saúde e Nutrição: pesquisa realizada com o objetivo de apurar os indicadores da situação nutricional da população brasileira. Essa pesquisa, feita pelo IBGE, entre junho e setembro de 1989, procurou observar quem eram os desnutridos, onde eles estavam localizados, quantos eram, qual era a gravidade da desnutrição e como estava a situação nutricional da população. Os dados obtidos foram comparados com os dados do Estudo Nacional da Despesa Familiar.

Pesquisa de Orçamentos Familiares (POF): pesquisa que visa mensurar as estruturas de consumo, dos gastos e dos rendimentos das famílias, e que possibilita traçar um perfil das condições de vida da população brasileira a partir da análise de seus orçamentos domésticos. A pesquisa mais recente foi realizada pelo IBGE entre julho de 2002 e julho de 2003.

Plebiscito: consiste em uma consulta à opinião pública para decidir questão política ou institucional, não necessariamente de caráter normativo. A consulta é realizada previamente à sua formulação legislativa, autorizando ou não a concretização da medida em questão.

Política Nacional de Alimentação e Nutrição (Pnan): Política de Estado, voltada à compreensão do direito humano universal à alimentação e nutrição, que tem como propósito a garantia da qualidade dos alimentos colocados para o consumo no país, a promoção de práticas alimentares saudáveis, a prevenção e o controle dos distúrbios nutricionais e o acesso universal aos alimentos. Política aprovada pela Portaria MS/GM n. 710, de 10/6/1999.

Práticas alimentares saudáveis: usos, hábitos e costumes que definem padrões de consumo alimentar de acordo com os conhecimentos científicos e técnicas de uma boa alimentação.

Preparo e distribuição de refeições: sopão, café da manhã, lanchinho dos intervalos de cursos, fornecimento de refeições nas instituições escolares.

Programa Bolsa Família: programa de transferência de renda – destinado a famílias em situação de pobreza e de extrema pobreza – que associa a transferência do benefício financeiro e o acesso aos direitos sociais básicos: saúde, alimentação, educação e assistência social. É resultado da unificação dos programas de transferência de renda do governo federal. O objetivo dessa unificação é aumentar a qualidade dos gastos públicos, a partir de uma gestão coordenada e integrada, de forma intersetorial.

Rede de proteção social: modelo de relações horizontalizadas que articula várias políticas públicas setoriais que podem alcançar uma ação coletiva concreta para o bem comum.

Referendo: é uma consulta à opinião pública para a aprovação de normas legais ou constitucionais relacionadas a um interesse público relevante. A consulta é feita após a aprovação do projeto normativo e, como consequência, pode aprová-lo ou rejeitá-lo.

Rotulagem nutricional: informação ao consumidor sobre os componentes nutricionais de um alimento ou de sua preparação, incluindo a declaração de valor energético e de nutrientes que o compõem. Existe legislação específica elaborada pela Anvisa para a rotulagem de alimentos.

Segurança alimentar e nutricional (SAN): conjunto de princípios, políticas, medidas e instrumentos que assegure a realização do direito de todos ao acesso regular e permanente a alimentos de qualidade, em quantidade suficiente, sem comprometer o acesso a outras necessidades essenciais, tendo como base práticas alimentares promotoras de saúde, que respeitem a diversidade cultural e que sejam social, econômica e ambientalmente sustentáveis. Acrescenta-se que, além de acesso e consumo, o organismo deve dispor de condições fisiológicas adequadas para o aproveitamento dos alimentos por meio de boa digestão, absorção e metabolismo de nutrientes.

Segurança e qualidade dos alimentos: atributos referentes à inocuidade dos alimentos e ao seu valor nutritivo.

Sistema de Vigilância Alimentar e Nutricional (Sisvan): sistema de monitoramento da situação alimentar e nutricional da população por meio da coleta, do processamento e da análise de dados antropométricos. É instrumento de apoio para o diagnóstico da situação nutricional (prevalência de desnutrição e obesidade), sendo fundamental para subsidiar e estruturar efetivamente as ações de promoção de saúde. Atualmente, é uma das ações que o município tem de oferecer às famílias beneficiárias do Programa Bolsa Família, pois o cumprimento da agenda do setor Saúde é monitorado por meio desse sistema.

Tradições alimentares: usos e costumes alimentares que se transmitem de geração a geração, segundo a cultura tradicional de determinadas etnias ou grupamentos antropologicamente homogêneos.

Transição alimentar: mudanças lentas ou rápidas que ocorrem no padrão alimentar das crianças, à medida que a amamentação vai sendo substituída por outros produtos, até atingir o padrão alimentar da família. É um período crítico em relação aos riscos nutricionais.

Transição epidemiológica: mudanças que ocorrem nos perfis de morbimortalidade de uma população. O fato epidemiológico mais representativo seria a passagem do polo desnutrição/infecção para o polo obesidade/doenças crônico-degenerativas.

Vigilância alimentar e nutricional (VAN): coleta e análise de informações sobre a situação alimentar e nutricional de indivíduos e coletividades, com o propósito de fundamentar medidas destinadas a prevenir ou corrigir problemas detectados ou potenciais. É um requisito essencial para justificar, racionalmente, programas de alimentação e nutrição. Ver *Sistema de Vigilância Alimentar e Nutricional.*

Vigilância nutricional: informações sobre o estado de nutrição dos grupos biológicos (crianças, gestantes) e sociais (baixa renda) mais expostos aos problemas da nutrição. É parte da vigilância alimentar e nutricional. Pode incluir, também, situações opostas (homens e mulheres adultos e velhos com sobrepeso, obesidade e suas consequências).

Vigilância sanitária: conjunto de ações capazes de eliminar, de diminuir ou de prevenir riscos à saúde e de intervir nos problemas sanitários decorrentes do meio ambiente, da produção e da circulação de bens e da prestação de serviços de interesse da saúde. Essa vigilância abrange: a) o controle de bens de consumo que, direta ou indiretamente, se relacionem com a saúde em todas as etapas, do processo de produção até o consumo; b) o controle da prestação de serviços que se relacione, direta ou indiretamente, com a saúde.

Vigilância sanitária dos alimentos: verificação da aplicação de normas e condutas objetivando assegurar a necessária qualidade dos alimentos.

UBS: Unidade Básica de Saúde

ANEXOS

LEGISLAÇÃO

PRESIDÊNCIA DA REPÚBLICA
CASA CIVIL
SUBCHEFIA PARA ASSUNTOS JURÍDICOS

EMENDA CONSTITUCIONAL N. 64, DE 4 DE FEVEREIRO DE 2010

Altera o art. 6º da Constituição Federal, para introduzir a alimentação como direito social.

As Mesas da Câmara dos Deputados e do Senado Federal, nos termos do art. 60 da Constituição Federal, promulgam a seguinte Emenda ao texto constitucional:

Art. 1º O art. 6º da Constituição Federal passa a vigorar com a seguinte redação:

"Art. 6º São direitos sociais a educação, a saúde, a alimentação, o trabalho, a moradia, o lazer, a segurança, a previdência social, a proteção à maternidade e à infância, a assistência aos desamparados, na forma desta Constituição." (NR)

Art. 2º Esta Emenda Constitucional entra em vigor na data de sua publicação.

Brasília, em 4 de fevereiro de 2010.

Mesa da Câmara dos Deputados	Mesa do Senado Federal
Deputado MICHEL TEMER Presidente	Senador JOSÉ SARNEY Presidente
Deputado MARCO MAIA 1º Vice-Presidente	Senador MARCONI PERILLO 1º Vice-Presidente
Deputado ANTÔNIO CARLOS MAGALHÃES NETO 2º Vice-Presidente	Senadora SERYS SLHESSARENKO 2ª Vice-Presidente
Deputado RAFAEL GUERRA 1º Secretário	Senador HERÁCLITO FORTES 1º Secretário
Deputado INOCÊNCIO OLIVEIRA 2º Secretário	Senador JOÃO VICENTE CLAUDINO 2º Secretário
Deputado ODAIR CUNHA 3º Secretário	Senador MÃO SANTA 3º Secretário
Deputado NELSON MARQUEZELLI 4º Secretário	Senadora PATRÍCIA SABOYA 4ª Secretária

Este texto não substitui o publicado no DOU 4.2.2010

PRESIDÊNCIA DA REPÚBLICA
CASA CIVIL
SUBCHEFIA PARA ASSUNTOS JURÍDICOS

LEI N° 11.346, DE 15 DE SETEMBRO DE 2006.

> Cria o Sistema Nacional de Segurança Alimentar e Nutricional – SISAN com vistas em assegurar o direito humano à alimentação adequada e dá outras providências.

O PRESIDENTE DA REPÚBLICA Faço saber que o Congresso Nacional decreta e eu sanciono a seguinte Lei:

CAPÍTULO I
DISPOSIÇÕES GERAIS

Art. 1° Esta Lei estabelece as definições, princípios, diretrizes, objetivos e composição do Sistema Nacional de Segurança Alimentar e Nutricional – SISAN, por meio do qual o poder público, com a participação da sociedade civil organizada, formulará e implementará políticas, planos, programas e ações com vistas em assegurar o direito humano à alimentação adequada.

Art. 2° A alimentação adequada é direito fundamental do ser humano, inerente à dignidade da pessoa humana e indispensável à realização dos direitos consagrados na Constituição Federal, devendo o poder público adotar as políticas e ações que se façam necessárias para promover e garantir a segurança alimentar e nutricional da população.

§ 1° A adoção dessas políticas e ações deverá levar em conta as dimensões ambientais, culturais, econômicas, regionais e sociais.

§ 2° É dever do poder público respeitar, proteger, promover, prover, informar, monitorar, fiscalizar e avaliar a realização do direito humano à alimentação adequada, bem como garantir os mecanismos para sua exigibilidade.

Art. 3° A segurança alimentar e nutricional consiste na realização do direito de todos ao acesso regular e permanente a alimentos de qualidade, em quantidade suficiente, sem comprometer o acesso a outras necessidades essenciais, tendo como base práticas alimentares promotoras de saúde que respeitem a diversidade cultural e que sejam ambiental, cultural, econômica e socialmente sustentáveis.

Art. 4º A segurança alimentar e nutricional abrange:

I - a ampliação das condições de acesso aos alimentos por meio da produção, em especial da agricultura tradicional e familiar, do processamento, da industrialização, da comercialização, incluindo-se os acordos internacionais, do abastecimento e da distribuição dos alimentos, incluindo-se a água, bem como da geração de emprego e da redistribuição da renda;

II - a conservação da biodiversidade e a utilização sustentável dos recursos;

III - a promoção da saúde, da nutrição e da alimentação da população, incluindo-se grupos populacionais específicos e populações em situação de vulnerabilidade social;

IV - a garantia da qualidade biológica, sanitária, nutricional e tecnológica dos alimentos, bem como seu aproveitamento, estimulando práticas alimentares e estilos de vida saudáveis que respeitem a diversidade étnica e racial e cultural da população;

V - a produção de conhecimento e o acesso à informação; e

VI - a implementação de políticas públicas e estratégias sustentáveis e participativas de produção, comercialização e consumo de alimentos, respeitando-se as múltiplas características culturais do País.

Art. 5º A consecução do direito humano à alimentação adequada e da segurança alimentar e nutricional requer o respeito à soberania, que confere aos países a primazia de suas decisões sobre a produção e o consumo de alimentos.

Art. 6º O Estado brasileiro deve empenhar-se na promoção de cooperação técnica com países estrangeiros, contribuindo assim para a realização do direito humano à alimentação adequada no plano internacional.

CAPÍTULO II
DO SISTEMA NACIONAL DE SEGURANÇA ALIMENTAR E NUTRICIONAL

Art. 7º A consecução do direito humano à alimentação adequada e da segurança alimentar e nutricional da população far-se-á por meio do SISAN, integrado por um conjunto de órgãos e entidades da União, dos

Estados, do Distrito Federal e dos Municípios e pelas instituições privadas, com ou sem fins lucrativos, afetas à segurança alimentar e nutricional e que manifestem interesse em integrar o Sistema, respeitada a legislação aplicável.

§ 1º A participação no SISAN de que trata este artigo deverá obedecer aos princípios e diretrizes do Sistema e será definida a partir de critérios estabelecidos pelo Conselho Nacional de Segurança Alimentar e Nutricional – CONSEA e pela Câmara Interministerial de Segurança Alimentar e Nutricional, a ser criada em ato do Poder Executivo Federal.

§ 2º Os órgãos responsáveis pela definição dos critérios de que trata o § 1o deste artigo poderão estabelecer requisitos distintos e específicos para os setores público e privado.

§ 3º Os órgãos e entidades públicos ou privados que integram o SISAN o farão em caráter interdependente, assegurada a autonomia dos seus processos decisórios.

§ 4º O dever do poder público não exclui a responsabilidade das entidades da sociedade civil integrantes do SISAN.

Art. 8º O SISAN reger-se-á pelos seguintes princípios:

I - universalidade e eqüidade no acesso à alimentação adequada, sem qualquer espécie de discriminação;

II - preservação da autonomia e respeito à dignidade das pessoas;

III - participação social na formulação, execução, acompanhamento, monitoramento e controle das políticas e dos planos de segurança alimentar e nutricional em todas as esferas de governo; e

IV - transparência dos programas, das ações e dos recursos públicos e privados e dos critérios para sua concessão.

Art. 9º O SISAN tem como base as seguintes diretrizes:

I - promoção da intersetorialidade das políticas, programas e ações governamentais e não governamentais;

II - descentralização das ações e articulação, em regime de colaboração, entre as esferas de governo;

III - monitoramento da situação alimentar e nutricional, visando a subsidiar o ciclo de gestão das políticas para a área nas diferentes esferas de governo;

IV - conjugação de medidas diretas e imediatas de garantia de acesso à alimentação adequada, com ações que ampliem a capacidade de subsistência autônoma da população;

V - articulação entre orçamento e gestão; e

VI - estímulo ao desenvolvimento de pesquisas e à capacitação de recursos humanos.

Art. 10. O SISAN tem por objetivos formular e implementar políticas e planos de segurança alimentar e nutricional, estimular a integração dos esforços entre governo e sociedade civil, bem como promover o acompanhamento, o monitoramento e a avaliação da segurança alimentar e nutricional do País.

Art. 11. Integram o SISAN:

I - a Conferência Nacional de Segurança Alimentar e Nutricional, instância responsável pela indicação ao CONSEA das diretrizes e prioridades da Política e do Plano Nacional de Segurança Alimentar, bem como pela avaliação do SISAN;

II - o CONSEA, órgão de assessoramento imediato ao Presidente da República, responsável pelas seguintes atribuições:

a) convocar a Conferência Nacional de Segurança Alimentar e Nutricional, com periodicidade não superior a 4 (quatro) anos, bem como definir seus parâmetros de composição, organização e funcionamento, por meio de regulamento próprio;

b) propor ao Poder Executivo Federal, considerando as deliberações da Conferência Nacional de Segurança Alimentar e Nutricional, as diretrizes e prioridades da Política e do Plano Nacional de Segurança Alimentar e Nutricional, incluindo-se requisitos orçamentários para sua consecução;

c) articular, acompanhar e monitorar, em regime de colaboração com os demais integrantes do Sistema, a implementação e a convergência de ações inerentes à Política e ao Plano Nacional de Segurança Alimentar e Nutricional;

d) definir, em regime de colaboração com a Câmara Interministerial de Segurança Alimentar e Nutricional, os critérios e procedimentos de adesão ao SISAN;

e) instituir mecanismos permanentes de articulação com órgãos e entidades congêneres de segurança alimentar e nutricional nos Estados, no Distrito Federal e nos Municípios, com a finalidade de promover o diálogo e a convergência das ações que integram o SISAN;

ANEXOS **163**

f) mobilizar e apoiar entidades da sociedade civil na discussão e na implementação de ações públicas de segurança alimentar e nutricional;

III - a Câmara Interministerial de Segurança Alimentar e Nutricional, integrada por Ministros de Estado e Secretários Especiais responsáveis pelas pastas afetas à consecução da segurança alimentar e nutricional, com as seguintes atribuições, dentre outras:

a) elaborar, a partir das diretrizes emanadas do CONSEA, a Política e o Plano Nacional de Segurança Alimentar e Nutricional, indicando diretrizes, metas, fontes de recursos e instrumentos de acompanhamento, monitoramento e avaliação de sua implementação;

b) coordenar a execução da Política e do Plano;

c) articular as políticas e planos de suas congêneres estaduais e do Distrito Federal;

IV - os órgãos e entidades de segurança alimentar e nutricional da União, dos Estados, do Distrito Federal e dos Municípios; e

V - as instituições privadas, com ou sem fins lucrativos, que manifestem interesse na adesão e que respeitem os critérios, princípios e diretrizes do SISAN.

§ 1º A Conferência Nacional de Segurança Alimentar e Nutricional será precedida de conferências estaduais, distrital e municipais, que deverão ser convocadas e organizadas pelos órgãos e entidades congêneres nos Estados, no Distrito Federal e nos Municípios, nas quais serão escolhidos os delegados à Conferência Nacional.

§ 2º O CONSEA será composto a partir dos seguintes critérios:

I - 1/3 (um terço) de representantes governamentais constituído pelos Ministros de Estado e Secretários Especiais responsáveis pelas pastas afetas à consecução da segurança alimentar e nutricional;

II - 2/3 (dois terços) de representantes da sociedade civil escolhidos a partir de critérios de indicação aprovados na Conferência Nacional de Segurança Alimentar e Nutricional; e

III - observadores, incluindo-se representantes dos conselhos de âmbito federal afins, de organismos internacionais e do Ministério Público Federal.

§ 3º O CONSEA será presidido por um de seus integrantes, representante da sociedade civil, indicado pelo plenário do colegiado, na forma do regulamento, e designado pelo Presidente da República.

§ 4º A atuação dos conselheiros, efetivos e suplentes, no CONSEA, será considerada serviço de relevante interesse público e não remunerada.

CAPÍTULO III
DISPOSIÇÕES FINAIS E TRANSITÓRIAS

Art. 12. Ficam mantidas as atuais designações dos membros do CONSEA com seus respectivos mandatos.

Parágrafo único. O CONSEA deverá, no prazo do mandato de seus atuais membros, definir a realização da próxima Conferência Nacional de Segurança Alimentar e Nutricional, a composição dos delegados, bem como os procedimentos para sua indicação, conforme o disposto no § 2o do art. 11 desta Lei.

Art. 13. Esta Lei entra em vigor na data de sua publicação.

Brasília, 15 de setembro de 2006; 185o da Independência e 118o da República.

LUIZ INÁCIO LULA DA SILVA

Patrus Ananias

Este texto não substitui o publicado no D.O.U. de 18.9.2006

PRESIDÊNCIA DA REPÚBLICA
CASA CIVIL
Subchefia para Assuntos Jurídicos

DECRETO N. 7.272, DE 25 DE AGOSTO DE 2010.

Regulamenta a Lei no 11.346, de 15 de setembro de 2006, que cria o Sistema Nacional de Segurança Alimentar e Nutricional - SISAN com vistas a assegurar o direito humano à alimentação adequada, institui a Política Nacional de Segurança Alimentar e Nutricional - PNSAN, estabelece os parâmetros para a elaboração do Plano Nacional de Segurança Alimentar e Nutricional, e dá outras providências.

O PRESIDENTE DA REPÚBLICA, no uso das atribuições que lhe confere o art. 84, incisos IV e VI, alínea "a", e tendo em vista o disposto no art. 60, ambos da Constituição, e no art. 2º da Lei no 11.346, de 15 de setembro de 2006,
DECRETA:

CAPÍTULO I
DAS DISPOSIÇÕES PRELIMINARES

Art. 1º Este Decreto define as diretrizes e objetivos da Política Nacional de Segurança Alimentar e Nutricional - PNSAN, dispõe sobre a sua gestão, mecanismos de financiamento, monitoramento e avaliação, no âmbito do Sistema Nacional de Segurança Alimentar e Nutricional - SISAN, e estabelece os parâmetros para a elaboração do Plano Nacional de Segurança Alimentar e Nutricional.

CAPÍTULO II
DOS OBJETIVOS E DIRETRIZES DA POLÍTICA NACIONAL
DE SEGURANÇA ALIMENTAR E NUTRICIONAL

Art. 2º Fica instituída a Política Nacional de Segurança Alimentar e Nutricional - PNSAN, com o objetivo geral de promover a segurança alimentar e nutricional, na forma do art. 3º da Lei n. 11.346, de 15 de setembro de 2006, bem como assegurar o direito humano à alimentação adequada em todo território nacional.

Art. 3º A PNSAN tem como base as seguintes diretrizes, que orientarão a elaboração do Plano Nacional de Segurança Alimentar e Nutricional:

I - promoção do acesso universal à alimentação adequada e saudável, com prioridade para as famílias e pessoas em situação de insegurança alimentar e nutricional;

II - promoção do abastecimento e estruturação de sistemas sustentáveis e descentralizados, de base agroecológica, de produção, extração, processamento e distribuição de alimentos;

III - instituição de processos permanentes de educação alimentar e nutricional, pesquisa e formação nas áreas de segurança alimentar e nutricional e do direito humano à alimentação adequada;

IV - promoção, universalização e coordenação das ações de segurança alimentar e nutricional voltadas para quilombolas e demais povos e comunidades tradicionais de que trata o art. 3º, inciso I, do Decreto no 6.040, de 7 de fevereiro de 2007, povos indígenas e assentados da reforma agrária;

V - fortalecimento das ações de alimentação e nutrição em todos os níveis da atenção à saúde, de modo articulado às demais ações de segurança alimentar e nutricional;

VI - promoção do acesso universal à água de qualidade e em quantidade suficiente, com prioridade para as famílias em situação de insegurança hídrica e para a produção de alimentos da agricultura familiar e da pesca e aqüicultura;

VII - apoio a iniciativas de promoção da soberania alimentar, segurança alimentar e nutricional e do direito humano à alimentação adequada em âmbito internacional e a negociações internacionais baseadas nos princípios e diretrizes da Lei n. 11.346, de 2006; e

VIII - monitoramento da realização do direito humano à alimentação adequada.

Art. 4º Constituem objetivos específicos da PNSAN:

I - identificar, analisar, divulgar e atuar sobre os fatores condicionantes da insegurança alimentar e nutricional no Brasil;

II - articular programas e ações de diversos setores que respeitem, protejam, promovam e provejam o direito humano à alimentação adequada, observando as diversidades social, cultural, ambiental, étnico-racial, a equidade de gênero e a orientação sexual, bem como disponibilizar instrumentos para sua exigibilidade;

III - promover sistemas sustentáveis de base agroecológica, de produção e distribuição de alimentos que respeitem a biodiversidade e fortaleçam a agricultura familiar, os povos indígenas e as comunidades tradicionais e que assegurem o consumo e o acesso à alimentação adequada e saudável, respeitada a diversidade da cultura alimentar nacional; e

IV - incorporar à política de Estado o respeito à soberania alimentar e a garantia do direito humano à alimentação adequada, inclusive o acesso à água, e promovê-los no âmbito das negociações e cooperações internacionais.

Art. 5º A PNSAN deverá contemplar todas as pessoas que vivem no território nacional.

CAPÍTULO III
DA GESTÃO DA POLÍTICA E DO SISTEMA NACIONAL DE SEGURANÇA ALIMENTAR E NUTRICIONAL

Art. 6º A PNSAN será implementada pelos órgãos, entidades e instâncias integrantes do SISAN, elencadas no art. 11 da Lei n. 11.346, de 2006, de acordo com suas respectivas competências.

Art. 7º Os órgãos, entidades e instâncias integrantes do SISAN terão as seguintes atribuições, no que concerne à gestão do Sistema e da PNSAN:

I - Conferência Nacional de Segurança Alimentar e Nutricional:

a) indicação ao CONSEA das diretrizes e prioridades da PNSAN e do Plano Nacional de Segurança Alimentar e Nutricional; e

b) avaliação da implementação da PNSAN, do Plano e do Sistema Nacional de Segurança Alimentar e Nutricional;

II - Conselho Nacional de Segurança Alimentar e Nutricional - CONSEA, órgão de assessoramento imediato da Presidência da República, sem prejuízo das competências dispostas no art. 2º do Decreto n. 6.272, de 23 de novembro de 2007:

a) apreciação e acompanhamento da elaboração do Plano Nacional de Segurança Alimentar e Nutricional e manifestação sobre o seu conteúdo final, bem como avaliação da sua implementação e proposição de alterações visando ao seu aprimoramento; e

b) contribuição para a proposição e disponibilização de mecanismos e instrumentos de exigibilidade do direito humano à alimentação adequada e monitorar sua aplicação;

III - Câmara Interministerial de Segurança Alimentar e Nutricional, sem prejuízo das competências dispostas no art. 1º do Decreto n. 6.273, de 23 de novembro de 2007:

a) instituição e coordenação de fóruns tripartites para a interlocução e pactuação, com representantes das câmaras governamentais intersetoriais de segurança alimentar e nutricional estaduais, municipais e do Distrito Federal, das respectivas políticas e planos de segurança alimentar e nutricional;

b) interlocução e pactuação com os órgãos e entidades do Governo Federal sobre a gestão e a integração dos programas e ações do Plano Nacional de Segurança Alimentar e Nutricional; e

c) apresentação de relatórios e informações ao CONSEA, necessários ao acompanhamento e monitoramento do Plano Nacional de Segurança Alimentar e Nutricional;

IV - órgãos e entidades do Poder Executivo Federal responsáveis pela implementação dos programas e ações integrantes do Plano Nacional de Segurança Alimentar e Nutricional:

a) participação na Câmara Interministerial de Segurança Alimentar e Nutricional com vistas à definição pactuada de suas responsabilidades e mecanismos de participação na PNSAN e no Plano Nacional de Segurança Alimentar e Nutricional;

b) participação na elaboração, implementação, monitoramento e avaliação do Plano Nacional de Segurança Alimentar e Nutricional, nas suas respectivas esferas de atuação;

c) interlocução com os gestores estaduais, distritais e municipais do seu respectivo setor para a implementação da PNSAN e do Plano de Segurança Alimentar e Nutricional;

d) monitoramento e avaliação dos programas e ações de sua competência, bem como o fornecimento de informações à Câmara Interministerial de Segurança Alimentar e Nutricional e ao CONSEA; e

e) criação, no âmbito de seus programas e ações, de mecanismos e instrumentos de exigibilidade do direito humano à alimentação adequada;

V - órgãos e entidades dos Estados e do Distrito Federal:

a) implantação de câmaras governamentais intersetoriais de segurança alimentar e nutricional, com atribuições similares à Câmara Interministerial de Segurança Alimentar e Nutricional;

b) instituição e apoio ao funcionamento de conselhos estaduais ou distrital de segurança alimentar e nutricional;

c) elaboração, implementação, monitoramento e avaliação dos respectivos Planos de Segurança Alimentar e Nutricional, com base no disposto neste Decreto e nas diretrizes emanadas das respectivas conferências e conselhos de segurança alimentar e nutricional;

d) interlocução e pactuação com a Câmara Interministerial de Segurança Alimentar e Nutricional, nos fóruns tripartites, por meio das respectivas câmaras governamentais intersetoriais de segurança alimentar e nutricional, sobre os mecanismos de gestão e de cooperação para implementação integrada dos planos nacional, estaduais, distrital e municipais de segurança alimentar e nutricional;

e) no caso dos Estados, instituição de fóruns bipartites para interlocução e pactuação com representantes das câmaras governamentais intersetoriais de segurança alimentar e nutricional dos municípios sobre os mecanismos de gestão e de implementação dos planos estaduais e municipais de segurança alimentar e nutricional;

f) criação, no âmbito dos programas e ações de segurança alimentar e nutricional, de mecanismos e instrumentos de exigibilidade do direito humano à alimentação adequada; e

g) monitoramento e avaliação dos programas e ações de sua competência, bem como o fornecimento de informações às respectivas câmaras governamentais intersetoriais e aos conselhos de segurança alimentar e nutricional;

VI - órgãos e entidades dos Municípios:

a) implantação de câmara ou instância governamental de articulação intersetorial dos programas e ações de segurança alimentar e nutricional, com atribuições similares à Câmara Interministerial de Segurança Alimentar e Nutricional;

b) implantação e apoio ao funcionamento de conselhos municipais de segurança alimentar e nutricional ou definição de instância de participação e controle social responsável pela temática;

GUIA DE SEGURANÇA ALIMENTAR E NUTRICIONAL

c) elaboração, implementação, monitoramento e avaliação dos respectivos planos de segurança alimentar e nutricional, com base no disposto neste Decreto e nas diretrizes emanadas das respectivas conferências e dos conselhos de segurança alimentar e nutricional;

d) interlocução e pactuação, nos fóruns bipartites, com as câmaras governamentais intersetoriais de segurança alimentar e nutricional dos seus Estados, sobre os mecanismos de gestão e de cooperação para implementação integrada dos planos nacional, estaduais e municipais de segurança alimentar e nutricional; e

e) monitoramento e avaliação dos programas e ações de sua competência, bem como o fornecimento de informações às respectivas câmaras ou instâncias governamentais de articulação intersetorial e aos conselhos de segurança alimentar e nutricional.

Art. 8º O Plano Nacional de Segurança Alimentar e Nutricional, resultado de pactuação intersetorial, será o principal instrumento de planejamento, gestão e execução da PNSAN.

Parágrafo único. Poderão ser firmados acordos específicos entre os órgãos e entidades do Poder Executivo Federal responsáveis pela implementação dos programas e ações de segurança alimentar e nutricional, com o objetivo de detalhar atribuições e explicitar as formas de colaboração entre os programas e sistemas setoriais das políticas públicas.

Art. 9º A pactuação federativa da PNSAN e a cooperação entre os entes federados para a sua implementação serão definidas por meio de pactos de gestão pelo direito humano à alimentação adequada.

§ 1º O pacto de gestão referido no caput e os outros instrumentos de pactuação federativa serão elaborados conjuntamente pela Câmara Interministerial de Segurança Alimentar e Nutricional, por representantes das câmaras intersetoriais dos Estados, do Distrito Federal e dos Municípios e deverão prever:

I - a formulação compartilhada de estratégias de implementação e integração dos programas e ações contidos nos planos de segurança alimentar e nutricional; e

II - a expansão progressiva dos compromissos e metas, e a qualificação das ações de segurança alimentar e nutricional nas três esferas de governo.

§ 2º A Câmara Interministerial de Segurança Alimentar e Nutricional deverá realizar reuniões periódicas com representantes de suas congêneres estaduais, distrital e municipais, denominadas fóruns tripartites, visando:

I - a negociação, o estabelecimento e o acompanhamento dos instrumentos de pactuação entre as esferas de governo; e

II - o intercâmbio do Governo Federal com os Estados, Distrito Federal e Municípios para o fortalecimento dos processos de descentralização, regionalização e gestão participativa da política nacional e dos planos de segurança alimentar e nutricional.

§ 3º As câmaras intersetoriais de segurança alimentar e nutricional dos Estados que aderirem ao SISAN deverão realizar reuniões periódicas com representantes dos Municípios, denominadas fóruns bipartites, visando aos objetivos definidos no § 2º.

Art. 10. Os procedimentos necessários para a elaboração dos instrumentos de pactuação, assim como definições quanto à composição e a forma de organização dos fóruns tripartite e bipartites, serão disciplinados pela Câmara Interministerial de Segurança Alimentar e Nutricional, após consulta ao CONSEA.

CAPÍTULO IV
DA ADESÃO AO SISTEMA NACIONAL DE SEGURANÇA ALIMENTAR E NUTRICIONAL - SISAN

Art. 11. A adesão dos Estados, Distrito Federal e Municípios ao SISAN dar-se-á por meio de termo de adesão, devendo ser respeitados os princípios e diretrizes do Sistema, definidos na Lei no 11.346, de 2006.

§ 1º A formalização da adesão ao SISAN será efetuada pela Secretaria Executiva da Câmara Interministerial de Segurança Alimentar e Nutricional.

§ 2º São requisitos mínimos para a formalização de termo de adesão:

I - a instituição de conselho estadual, distrital ou municipal de segurança alimentar e nutricional, composto por dois terços de representantes da sociedade civil e um terço de representantes governamentais;

II - a instituição de câmara ou instância governamental de gestão intersetorial de segurança alimentar e nutricional; e

III - o compromisso de elaboração do plano estadual, distrital ou municipal de segurança alimentar e nutricional, no prazo de um ano a partir da sua assinatura, observado o disposto no art. 20.

Art. 12. A adesão das entidades privadas sem fins lucrativos ao SISAN dar-se-á por meio de termo de participação, observados os princípios e diretrizes do Sistema.

§ 1º Para aderir ao SISAN as entidades previstas no caput deverão:

I - assumir o compromisso de respeitar e promover o direito humano à alimentação adequada;

II - contemplar em seu estatuto objetivos que favoreçam a garantia da segurança alimentar e nutricional;

III - estar legalmente constituída há mais de três anos;

IV - submeter-se ao processo de monitoramento do CONSEA e de seus congêneres nas esferas estadual, distrital e municipal; e

V - atender a outras exigências e critérios estabelecidos pela Câmara Interministerial de Segurança Alimentar e Nutricional.

§ 2º As entidades sem fins lucrativos que aderirem ao SISAN poderão atuar na implementação do Plano Nacional de Segurança Alimentar e Nutricional, conforme definido no termo de participação.

Art. 13. A Câmara Interministerial de Segurança Alimentar e Nutricional, após consulta ao CONSEA, regulamentará:

I - os procedimentos e o conteúdo dos termos de adesão e dos termos de participação; e

II - os mecanismos de adesão da iniciativa privada com fins lucrativos ao SISAN.

CAPÍTULO V
DOS MECANISMOS DE FINANCIAMENTO DA POLÍTICA E DO SISTEMA NACIONAL DE SEGURANÇA ALIMENTAR E NUTRICIONAL E DE SUAS INSTÂNCIAS DE GESTÃO

Art. 14. O financiamento da PNSAN será de responsabilidade do Poder Executivo Federal, assim como dos Estados, Distrito Federal e Municípios que aderirem ao SISAN, e se dividirá em:

I - dotações orçamentárias de cada ente federado destinadas aos diversos setores que compõem a segurança alimentar e nutricional; e

II - recursos específicos para gestão e manutenção do SISAN, consignados nas respectivas leis orçamentárias anuais.

§ 1º Os Estados, o Distrito Federal e os Municípios, que aderirem ao SISAN, e o Poder Executivo Federal deverão dotar recursos nos orçamentos dos programas e ações dos diversos setores que compõem a segurança alimentar e nutricional, compatíveis com os compromissos estabelecidos nos planos de segurança alimentar e nutricional e no pacto de gestão pelo direito humano à alimentação adequada.

§ 2º O CONSEA e os conselhos estaduais, distrital e municipais de segurança alimentar e nutricional poderão elaborar proposições aos respectivos orçamentos, a serem enviadas ao respectivo Poder Executivo, previamente à elaboração dos projetos da lei do plano plurianual, da lei de diretrizes orçamentárias e da lei orçamentária anual, propondo, inclusive, as ações prioritárias.

§ 3º A Câmara Interministerial de Segurança Alimentar e Nutricional e as câmaras governamentais intersetoriais de segurança alimentar e nutricional dos Estados, Distrito Federal e Municípios, observando as indicações e prioridades apresentadas pelo CONSEA e pelos congêneres nas esferas estadual e municipal, articular-se-ão com os órgãos da sua esfera de gestão para a proposição de dotação e metas para os programas e ações integrantes do respectivo plano de segurança alimentar e nutricional.

Art. 15. A Câmara Interministerial de Segurança Alimentar e Nutricional discriminará, por meio de resolução, anualmente, as ações orçamentárias prioritárias constantes do Plano Nacional de Segurança Alimentar e Nutricional e proporá:

I - estratégias para adequar a cobertura das ações, sobretudo visando ao atendimento da população mais vulnerável; e

II - a revisão de mecanismos de implementação para a garantia da equidade no acesso da população às ações de segurança alimentar e nutricional.

Art. 16. As entidades privadas sem fins lucrativos que aderirem ao SISAN poderão firmar termos de parceria, contratos e convênios com órgãos e entidades de segurança alimentar e nutricional da União, observado o disposto no art. 2º, inciso II, do Decreto n. 6.170, de 25 de julho de 2007, e na legislação vigente sobre o tema.

CAPÍTULO VI
DA PARTICIPAÇÃO SOCIAL NA POLÍTICA NACIONAL DE SEGURANÇA ALIMENTAR E NUTRICIONAL

Art. 17. A União e os demais entes federados, que aderirem ao SISAN, deverão assegurar, inclusive com aporte de recursos financeiros, as condições necessárias para a participação social na PNSAN, por meio das conferências, dos conselhos de segurança alimentar e nutricional, ou de instâncias similares de controle social no caso dos Municípios.

§ 1º Para assegurar a participação social, o CONSEA, além de observar o disposto no Decreto n. 6.272, de 2007, e no art. 7º, inciso II, deste Decreto, deverá:

I - observar os critérios de intersetorialidade, organização e mobilização dos movimentos sociais em cada realidade, no que se refere à definição de seus representantes;

II - estabelecer mecanismos de participação da população, especialmente dos grupos incluídos nos programas e ações de segurança alimentar e nutricional, nos conselhos e conferências; e

III - manter articulação permanente com as câmaras intersetoriais e com outros conselhos relativos às ações associadas à PNSAN.

§ 2º Os conselhos de segurança alimentar e nutricional dos Estados, Distrito Federal e Municípios, que aderirem ao SISAN, deverão assumir formato e atribuições similares ao do CONSEA.

§ 3º O CONSEA disciplinará os mecanismos e instrumentos de articulação com os conselhos estaduais, distrital e municipais de segurança alimentar e nutricional.

CAPÍTULO VII
DA OPERACIONALIZAÇÃO DA POLÍTICA NACIONAL DE SEGURANÇA ALIMENTAR E NUTRICIONAL

Art. 18. A PNSAN será implementada por meio do Plano Nacional de Segurança Alimentar e Nutricional, a ser construído intersetorialmente pela Câmara Interministerial de Segurança Alimentar e Nutricional, com base nas prioridades estabelecidas pelo CONSEA a partir das deliberações da Conferência Nacional de Segurança Alimentar e Nutricional.

Art. 19. O Plano Nacional de Segurança Alimentar e Nutricional deverá:

I - conter análise da situação nacional de segurança alimentar e nutricional;

II - ser quadrienal e ter vigência correspondente ao plano plurianual;

III - consolidar os programas e ações relacionados às diretrizes designadas no art. 3º e indicar as prioridades, metas e requisitos orçamentários para a sua execução;

IV - explicitar as responsabilidades dos órgãos e entidades da União integrantes do SISAN e os mecanismos de integração e coordenação daquele Sistema com os sistemas setoriais de políticas públicas;

V - incorporar estratégias territoriais e intersetoriais e visões articuladas das demandas das populações, com atenção para as especificidades dos diversos grupos populacionais em situação de vulnerabilidade e de insegurança alimentar e nutricional, respeitando a diversidade social, cultural, ambiental, étnico-racial e a equidade de gênero; e

VI - definir seus mecanismos de monitoramento e avaliação.

Parágrafo único. O Plano Nacional de Segurança Alimentar e Nutricional será revisado a cada dois anos, com base nas orientações da Câmara Interministerial de Segurança Alimentar e Nutricional, nas propostas do CONSEA e no monitoramento da sua execução.

Art. 20. Os Estados, o Distrito Federal e os Municípios, que aderirem ao SISAN, deverão elaborar planos nas respectivas esferas de governo, com periodicidade coincidente com os respectivos planos plurianuais, e com base nas diretrizes da PNSAN e nas proposições das respectivas conferências.

CAPÍTULO VIII
DO MONITORAMENTO E AVALIAÇÃO DA POLÍTICA NACIONAL DE SEGURANÇA ALIMENTAR E NUTRICIONAL

Art. 21. O monitoramento e avaliação da PNSAN será feito por sistema constituído de instrumentos, metodologias e recursos capazes de aferir a realização progressiva do direito humano à alimentação adequada, o grau de implementação daquela Política e o atendimento dos objetivos e metas estabelecidas e pactuadas no Plano Nacional de Segurança Alimentar e Nutricional.

§ 1º O monitoramento e avaliação da PNSAN deverá contribuir para o fortalecimento dos sistemas de informação existentes nos diversos setores que a compõem e para o desenvolvimento de sistema articulado de informação em todas as esferas de governo.

§ 2º O sistema de monitoramento e avaliação utilizar-se-á de informações e indicadores disponibilizados nos sistemas de informações existentes em todos os setores e esferas de governo.

§ 3º Caberá à Câmara Interministerial de Segurança Alimentar e Nutricional tornar públicas as informações relativas à segurança alimentar e nutricional da população brasileira.

§ 4º O sistema referido no caput terá como princípios a participação social, equidade, transparência, publicidade e facilidade de acesso às informações.

§ 5º O sistema de monitoramento e avaliação deverá organizar, de forma integrada, os indicadores existentes nos diversos setores e contemplar as seguintes dimensões de análise:

I - produção de alimentos;

II - disponibilidade de alimentos;

III - renda e condições de vida;

IV - acesso à alimentação adequada e saudável, incluindo água;

V - saúde, nutrição e acesso a serviços relacionados;

VI - educação; e

VII - programas e ações relacionadas a segurança alimentar e nutricional.

§ 6º O sistema de monitoramento e avaliação deverá identificar os grupos populacionais mais vulneráveis à violação do direito humano à alimentação adequada, consolidando dados sobre desigualdades sociais, étnico-raciais e de gênero.

CAPÍTULO IX
DAS DISPOSIÇÕES TRANSITÓRIAS E FINAIS

Art. 22. A Câmara Interministerial de Segurança Alimentar e Nutricional, em colaboração com o CONSEA, elaborará o primeiro Plano Nacional de Segurança Alimentar e Nutricional no prazo de até doze meses a contar da publicação deste Decreto, observado o disposto no art. 19.

Parágrafo único. O primeiro Plano Nacional de Segurança Alimentar e Nutricional deverá conter políticas, programas e ações relacionados, entre outros, aos seguintes temas:

I - oferta de alimentos aos estudantes, trabalhadores e pessoas em situação de vulnerabilidade alimentar;

II - transferência de renda;

III - educação para segurança alimentar e nutricional;

IV - apoio a pessoas com necessidades alimentares especiais;

V - fortalecimento da agricultura familiar e da produção urbana e periurbana de alimentos;

VI - aquisição governamental de alimentos provenientes da agricultura familiar para o abastecimento e formação de estoques;

VII - mecanismos de garantia de preços mínimos para os produtos da agricultura familiar e da sociobiodiversidade;

VIII - acesso à terra;

IX - conservação, manejo e uso sustentável da agrobiodiversidade;

X - alimentação e nutrição para a saúde;

XI - vigilância sanitária;

XII - acesso à água de qualidade para consumo e produção;

XIII - assistência humanitária internacional e cooperação Sul-Sul em segurança alimentar e nutricional; e

XIV - segurança alimentar e nutricional de povos indígenas, quilombolas, demais povos e comunidades tradicionais.

Art. 23. Este Decreto entra em vigor na data de sua publicação.

Brasília, 25 de agosto de 2010; 189o da Independência e 122o da República.

LUIZ INÁCIO LULA DA SILVA

Márcia Helena Carvalho Lopes

Este texto não substitui o publicado no DOU de 26.8.2010

Diário Oficial

Cidade de São Paulo

N. 240 - DOM de 19/12/13 - p.1

LEI N. 15.920, DE 18 DE DEZEMBRO DE 2013
(PROJETO DE LEI N. 723/13, DO EXECUTIVO)

Estabelece os componentes municipais do Sistema Nacional de Segurança Alimentar e Nutricional – SISAN, criado pela Lei Federal nº 11.346, de 15 de setembro de 2006.

FERNANDO HADDAD, Prefeito do Município de São Paulo, no uso das atribuições que lhe são conferidas por lei, faz saber que a Câmara Municipal, em sessão de 26 de novembro de 2013, decretou e eu promulgo a seguinte lei:

CAPÍTULO I
DISPOSIÇÕES GERAIS

Art. 1º Esta lei estabelece os componentes municipais do Sistema Nacional de Segurança Alimentar e Nutricional – SISAN, em consonância com os princípios, diretrizes e definições fixados na Lei Federal nº 11.346, de 15 de setembro de 2006, e na sua regulamentação, com vistas a assegurar o direito humano à alimentação adequada.

Art. 2º Incumbe ao Município adotar as políticas e ações que se façam necessárias para respeitar, proteger, promover e prover o direito humano à alimentação adequada e segurança alimentar e nutricional de toda a sua população.

Parágrafo único. A adoção das políticas e ações referidas no "caput" deste artigo deverá levar em conta as dimensões ambientais, culturais, econômicas, regionais e sociais do Município, com prioridade para as regiões e populações mais vulneráveis.

Art. 3º No Município de São Paulo, além do previsto na Lei Federal nº 11.346, de 2006, a segurança alimentar e nutricional abrange também:

I - a adoção de medidas para o enfrentamento dos distúrbios e doenças decorrentes da alimentação inadequada, bem como para a efetivação do controle público quanto à qualidade nutricional dos alimen-

ANEXOS **179**

tos, práticas indutoras de maus hábitos alimentares e a desinformação relativa à segurança alimentar e nutricional em nível local;

II - a educação alimentar e nutricional, visando contribuir para uma vida saudável e para a manutenção de ambientes equilibrados, a partir de processos continuados e estratégias que considerem a realidade local e as especificidades de cada indivíduo e seus grupos sociais.

Art. 4º Deve também o poder público municipal:

I - avaliar, fiscalizar e monitorar a realização do direito humano à alimentação adequada, bem como criar e fortalecer os mecanismos para a sua exigibilidade;

II - empenhar-se na promoção de cooperação técnica com os governos federal, estadual e dos demais municípios do Estado, de modo a contribuir para a realização do direito humano à alimentação adequada.

CAPÍTULO II
COMPONENTES MUNICIPAIS DO SISTEMA NACIONAL DE SEGURANÇA ALIMENTAR E NUTRICIONAL – SISAN

Art. 5º Integram o Sistema Nacional de Segurança Alimentar e Nutricional – SISAN no âmbito do Município de São Paulo:

I - a Conferência Municipal de Segurança Alimentar e Nutricional – CMSAN;

II - o Conselho Municipal de Segurança Alimentar e Nutricional – COMUSAN-SP;

III - a Câmara Intersecretarial Municipal de Segurança Alimentar e Nutricional – CAISAN-Municipal;

IV - instituições privadas, com ou sem fins lucrativos, que manifestem interesse na adesão e que respeitem os critérios, princípios e diretrizes do SISAN, nos termos regulamentados pela Câmara Interministerial de Segurança Alimentar e Nutricional – CAISAN.

Parágrafo único. O Conselho Municipal de Segurança Alimentar e Nutricional – COMUSAN-SP e a Câmara Intersecretarial de Segurança Alimentar e Nutricional – CAISANMunicipal serão regulamentados por decreto, respeitada a legislação aplicável e observado o disposto nos arts. 7º e 8º desta lei.

Art. 6º Constitui a Conferência Municipal de Segurança Alimentar e Nutricional – CMSAN instância responsável pela indicação, ao Conselho Municipal de Segurança Alimentar e Nutricional – COMUSAN-SP, das diretrizes e prioridades da Política e do Plano Municipal de Segurança Alimentar e Nutricional, bem como pela avaliação do SISAN no âmbito do Município.

Parágrafo único. Deverão ser realizadas, com a necessária antecedência, conferências locais, uma em cada Subprefeitura, nelas procedendo-se à escolha dos delegados à Conferência Municipal de Segurança Alimentar e Nutricional – CMSAN.

Art. 7º São atribuições do Conselho Municipal de Segurança Alimentar e Nutricional – COMUSAN-SP, dentre outras afins:

I - convocar a Conferência Municipal de Segurança Alimentar e Nutricional, com periodicidade não superior a 4 (quatro) anos, bem como definir, mediante regulamento próprio, seus parâmetros de composição, organização e funcionamento;

II - propor, considerando as deliberações da Conferência Municipal de Segurança Alimentar e Nutricional, as diretrizes e prioridades da Política e do Plano Municipal de Segurança Alimentar e Nutricional, incluindo as propostas orçamentárias para a sua consecução;

III - articular, acompanhar, monitorar e fiscalizar, em colaboração com os demais componentes municipais do SISAN, a implementação e a convergência de ações inerentes à Política e ao Plano Municipal de Segurança Alimentar e Nutricional;

IV - instituir mecanismos permanentes de articulação com órgãos e entidades congêneres de segurança alimentar e nutricional dos demais municípios, do Estado e do Governo Federal, com a finalidade de promover o diálogo e a convergência das ações que integram o SISAN;

V - mobilizar e apoiar entidades da sociedade civil na discussão e na implementação de ações de segurança alimentar e nutricional.

§ 1º O COMUSAN-SP será composto por:

I - 1/3 (um terço) de representantes, titulares e suplentes, das Secretarias Municipais cujas competências e atribuições estejam afetas à consecução da segurança alimentar e nutricional;

II - 2/3 (dois terços) de representantes da sociedade civil, titulares e suplentes, escolhidos a partir de critérios de indicação aprovados na Conferência Municipal de Segurança Alimentar e Nutricional – CMSAN.

§ 2º Poderão também compor o COMUSAN-SP, na qualidade de observadores, representantes de conselhos afins com atuação no Muni-

ANEXOS **181**

cípio, bem como de órgãos e conselhos do Estado de São Paulo e da União afetos à segurança alimentar e nutricional, indicados pelos titulares das respectivas instituições, mediante convite formulado pelo Presidente do colegiado.

§ 3º Será de 2 (dois) anos a duração do mandato dos representantes da sociedade civil no COMUSAN-SP, permitida uma única recondução, por igual período, e substituição, a qualquer tempo, em complementação ao mandato vigente.

§ 4º O COMUSAN-SP será presidido por um de seus integrantes, representante da sociedade civil, indicado pelo Pleno do colegiado e designado pelo Prefeito.

§ 5º A atuação dos conselheiros do COMUSAN-SP, titulares e suplentes será considerada serviço de relevante interesse público e não remunerada.

Art. 8º São atribuições da Câmara Intersecretarial Municipal de Segurança Alimentar e Nutricional – CAISAN-Municipal, dentre outras afins:

I - elaborar, a partir das diretrizes e prioridades emanadas da Conferência Municipal de Segurança Alimentar e Nutricional – CMSAN e do Conselho Municipal de Segurança Alimentar e Nutricional – COMUSAN-SP, a Política e o Plano Municipal de Segurança Alimentar e Nutricional, indicando diretrizes, metas, fontes de recursos e instrumentos de acompanhamento, monitoramento e avaliação de sua implementação;

II - coordenar a execução da Política e do Plano Municipal de Segurança Alimentar e Nutricional;

III - monitorar, avaliar e prestar contas da execução da Política e do Plano Municipal de Segurança Alimentar e Nutricional.

Parágrafo único. A CAISAN-Municipal será composta pelos Titulares das Secretarias Municipais cujas competências e atribuições estejam afetas à consecução da segurança alimentar e nutricional.

CAPÍTULO III

DISPOSIÇÕES FINAIS E TRANSITÓRIAS

Art. 9º O Executivo regulamentará esta lei, no que couber, no prazo de 90 (noventa) dias, contados da data de sua publicação.

Art. 10. As despesas com a execução desta lei correrão por conta das dotações orçamentárias próprias, suplementadas se necessário.

Art. 11. Esta lei entrará em vigor na data de sua publicação.

PREFEITURA DO MUNICÍPIO DE SÃO PAULO, aos 18 de dezembro de 2013, 460º da fundação de São Paulo.

FERNANDO HADDAD, PREFEITO

ROBERTO NAMI GARIBE FILHO, Respondendo pelo cargo de Secretário do Governo Municipal

Publicada na Secretaria do Governo Municipal, em 18 de dezembro de 2013.

DECRETO N. 51.359, DE 25 DE MARÇO DE 2010

Cria o Centro de Referência em Segurança Alimentar e Nutricional Sustentável do Butantã – CRSANS-BT, vinculado à Secretaria Municipal do Verde e do Meio Ambiente.

GILBERTO KASSAB, Prefeito do Município de São Paulo, no uso das atribuições que lhe são conferidas por lei,

DECRETA:

Art. 1º. Fica criado o Centro de Referência em Segurança Alimentar e Nutricional Sustentável do Butantã – CRSANS-BT, voltado à melhoria qualitativa do padrão alimentar dos moradores da região, à conscientização para a sustentabilidade do consumo, à inclusão social e à criação de um espaço para o diálogo entre a população local e o Poder Público.

Parágrafo único. O Centro de Referência em Segurança Alimentar e Nutricional Sustentável do Butantã manterá suas atividades em edificação para esse fim especialmente destinada nas dependências do Parque Municipal Raposo Tavares.

Art. 2º. A Secretaria Municipal do Verde e do Meio Ambiente disponibilizará os recursos humanos e materiais necessários ao funcionamento do Centro de Referência em Segurança Alimentar e Nutricional Sustentável do Butantã.

Parágrafo único. À Divisão Técnica do Núcleo de Gestão Descentralizada Centro-Oeste 1, do Departamento de Gestão Descentralizada – DGD, da Secretaria Municipal do Verde e do Meio Ambiente, incumbirá a responsabilidade pelas providências administrativas relativas à gestão do Centro de Referência em Segurança Alimentar e Nutricional Sustentável do Butantã, com o suporte da administração do Parque Municipal Raposo Tavares.

Art. 3º. O Centro de Referência em Segurança Alimentar e Nutricional Sustentável do Butantã contará com um Conselho de caráter consultivo, composto pelos seguintes membros:

I – 1 (um) representante da Divisão Técnica do Núcleo de Gestão Descentralizada Centro-Oeste 1, do Departamento de Gestão Descentralizada – DGD, da Secretaria Municipal do Verde e do Meio Ambiente, que será responsável pela coordenação das atividades do Conselho;

II – o Administrador do Parque Municipal Raposo Tavares;

III – 1 (um) representante da Secretaria Municipal de Assistência e Desenvolvimento Social, por meio do Centro de Referência de Assistência Social – Regional Butantã;

IV – 1 (um) representante da Secretaria Municipal de Participação e Parceria;

V – 1 (um) representante indicado pela Subprefeitura do Butantã;

VI – 5 (cinco) representantes indicados pelas organizações que integram a Rede de Segurança Alimentar e Nutricional do Butantã, nos termos do regimento interno.

Parágrafo único. O Conselho do Centro de Referência em Segurança Alimentar e Nutricional Sustentável do Butantã – CRSANS-BT elaborará e aprovará o seu regimento interno, obedecidas as disposições legais pertinentes.

Art. 4º. As atividades do Centro de Referência em Segurança Alimentar e Nutricional do Butantã serão desenvolvidas em consonância com as diretrizes dos Conselhos Municipal, Estadual e Nacional de Segurança Alimentar e Nutricional.

Art. 5º. A Secretaria Municipal do Verde e do Meio Ambiente poderá celebrar convênios, termos de cooperação ou outros ajustes previstos em lei para o desenvolvimento das atividades do Centro de Referência em Segurança Alimentar e Nutricional Sustentável do Butantã.

Art. 6º. A Secretaria Municipal de Participação e Parceria poderá implantar, sob sua responsabilidade, atividades integradas ao Centro de Referência em Segurança Alimentar e Nutricional Sustentável do Butantã.

Art. 7º. As despesas com a execução deste decreto correrão por conta das dotações orçamentárias próprias, suplementadas se necessário.

Art. 8º. Este decreto entrará em vigor na data de sua publicação.

PREFEITURA DO MUNICÍPIO DE SÃO PAULO, aos 25 de março de 2010, 457º da fundação de São Paulo.

GILBERTO KASSAB, PREFEITO

EDUARDO JORGE MARTINS ALVES SOBRINHO, Secretário Municipal do Verde e do Meio Ambiente

RONALDO SOUZA CAMARGO, Secretário Municipal de Coordenação das Subprefeituras

ALDA MARCO ANTONIO, Secretária Municipal de Assistência e Desenvolvimento Social

JOSÉ RICARDO FRANCO MONTORO, Secretário Municipal de Participação e Parceria

Publicado na Secretaria do Governo Municipal, em 25 de março de 2010.

CLOVIS DE BARROS CARVALHO, Secretário do Governo Municipal

ÍNDICE REMISSIVO

A

Abastecimento 7, 9
Adequar 38
Alimentação 4
Alimentos 4
Atividade prática 17
Avaliação 15
Avaliações 117
Avaliar 60

C

Cardápios 14
Centro de Referência 30
Comunidade 6
Constituição 4
Controle social 1

D

Direito 4
Direito humano à alimentação
    adequada 3

E

Ecológica 5
Educação 8
Educação alimentar e nutricional 1
Educar 41
Educativo 13
Escolares 10

Escolas 11
Estratégias 14

H

Hortaliças 7, 14
Hortas 10

I

Indicadores 16

L

Legislação 8
Lei Orgânica 4

M

Meio ambiente 9
Monitoramento 16
Monitorar 94

O

Objetividade 63
Objetivos 1

P

Participação popular 1
Participantes 1
Participar 19
Participativo 17
Planejador 63

Planejamento 33
Planejar 37
Projetos 1

R

Recursos 5

S

Saudáveis 5
Saudável 6

Saúde 6
Segurança alimentar e nutricional 1
Sistema Único de Saúde (SUS) 12
Soberania alimentar 3
Sociedade 3
Sustentabilidade 7
Sustentáveis 10
Sustentável 5

SOBRE AS AUTORAS

ANA MARIA CERVATO-MANCUSO

Possui graduação em Nutrição, mestrado e doutorado em Saúde Pública pela Universidade de São Paulo (USP), sendo este último com estágio na Universidade de Barcelona (Espanha) e obtendo, em 2013, o título de Livre-Docente junto ao Departamento de Nutrição, com base na especialidade "Formulação e Avaliação de Intervenções Nutricionais". Atualmente é professora doutora da USP. Tem experiência como nutricionista em Nutrição em Saúde Pública e no ensino superior na área de Saúde Coletiva, com ênfase em Saúde Pública, atuando principalmente nos seguintes temas: educação nutricional, formação profissional, segurança alimentar e nutricional, idosos, diabetes mellitus e comportamento. Participou do processo de implantação do Centro de Referência em Segurança Alimentar e Nutricional do Butantã (CRSANS-BT).

ELAINE GOMES FIORE

Possui mestrado em Nutrição Humana Aplicada pela Universidade de São Paulo (USP). Atualmente é professora assistente da Universidade Guarulhos e do Centro Universitário Padre Anchieta. É coordenadora do Curso de Pós-Graduação em Vigilância Sanitária da Universidade Guarulhos desde 2005. Tem experiência na área de Nutrição, com ênfase em Análise Nutricional de Populações, atuando principalmente no tema referente à Segurança Alimentar e Nutricional. É vice-líder do Grupo de Pesquisa "Estudo nutricional de populações" desde 2000. É membro do Conselho Municipal de Segurança Alimentar de Guarulhos. Participou do processo de implantação do Centro de Referência em Segurança Alimentar e Nutricional do Butantã (CRSANS-BT).

SOLANGE CAVALCANTE DA SILVA REDOLFI

Possui graduação em Pedagogia pela Faculdade de Filosofia, Ciências e Letras Tibiriçá, graduação em Nutrição pela Universidade Paulista (Unip); pós-graduação em Gestão Ambiental pela Faculdade Saúde Pública da Universidade de São Paulo (FSP/USP), pós-graduação em Nutrição em Doenças Crônicas Não Transmissíveis pelo Hospital Albert Einstein e pós-graduação em Gastronomia Funcional pela Faculdade Método de São Paulo (Famesp). Atua na área de Educação Ambiental, pela Prefeitura do Município de São Paulo (PMSP), na Secretaria Municipal do Verde e do Meio Ambiente (SVMA) desde 1986 e na área de Segurança Alimentar e Nutricional (SAN), desde 2003. Como membro da Rede Local de SAN do Butantã, participou do processo de implantação do Centro de Referência em Segurança Alimentar e Nutricional do Butantã (CRSANS-BT). Atualmente exerce a função de coordenadora do espaço. É representante suplente da SVMA no Conselho Municipal de Segurança Alimentar e Nutricional da Cidade de São Paulo (Comusan-SP), desde janeiro de 2011. É conselheira do Conselho de Desenvolvimento Sustentável e Cultura da Paz (Cades-BT), desde 2013.